チャクラで生きる

魂の新たなレベルへの第一歩

キャロライン・メイス
川瀬 勝［訳］

SUN MARK
サンマーク文庫

文庫版・訳者まえがき

『7つのチャクラ』に続き、続編の『チャクラで生きる』も文庫になることは訳者にとっても二重の喜びだ。ちょうど翻訳作業をしている最中に二〇〇〇年のアメリカ大統領選挙があり、激しい葛藤《かっとう》の末に新大統領が「決定される」という事態が進行していた。翌二〇〇一年には九・一一のテロ攻撃が起こり、アメリカは闇の時代へと突入していく。

この本の原題は『なぜ人は癒《いや》されないのか、どうすれば癒されるのか』だ。そして、著者はまず「傷の言語」への言及から論を起こしている。トラウマを体験すると、それがすべてを見る際のフィルターとなってしまい、癒しのプロセスが起こるべきなのにもかかわらず、逆に執着して癒しを遅らせてしまうことがあるという概念だ。ユーモアにあふれたやさしい口調のメイス博士だが、このことについては歯に衣着せぬ厳しい言葉で語る。心の傷を力として使うのは、魂を傷つける行為です、と。

翻訳が上梓された二〇〇一年以降のアメリカを見るたびにこのことがダブってしかたが

なかった。九・一一のあと、少なくとも政治、メディアの世界では、すべてをあの日に負った「傷」を出発点としてまず眺め、すべての判断の規準もそこに置いてアメリカは生きていたと言えないだろうか。大統領選挙で始まった分断の傷は、その後の事件でさらに亀裂となって深まり、人にたとえれば、まさにこの本にある「傷のわからない人とは絆を持とうとしない」状態が続いてきたように思う。そして、まさに人と同じように、それは人の言うことには耳を傾けない、孤独と唯我独尊の道へと国を導いていった。

この本にあるもうひとつ興味深い概念に「細胞レベルの預金口座」がある。魂にいいことをするとそれは細胞内に気（エネルギー）として記憶され、プラスの「預金」となって残る。逆に悪い気もまた、「預金を引き出す」あるいは「借金」となって残るというものだ。自分の口座残高はどうなっているのだろうといつも考えてしまうが、日本やアメリカという国の単位でこれを考えてみるのも興味深い。仏教的に言えば因果応報という概念に集約されてしまうのだろうが、この時期をアメリカで過ごした身として考えると、お世辞にも貯金が増えたとは言えないような気がするのだ。

そして八年後、折りしも、この文庫が出版されるのは、アメリカで新しい政権が旅立とうとしているまさにその瞬間である。世界を覆う未曾有《みぞう》の経済危機という、これ以上厳しい状況は考えられないなかで、なぜか就任式には希望にあふれた表情の人々が目立っていた。はたしてアメリカは傷を乗り越えたのだろうか。癒しに向かっているのだろうか。

就任式でのオバマ大統領の演説に次のような言葉があった。「さあ、これから私たちは立ち上がり、服のほこりを払い落として、アメリカの再建に一致団結して取り組んでいかなければならないのです」。まさに、メイス博士も言うように、どんなに大変な目に遭遇しようとも、私たちは皆、傷を乗り越え、身を整えて、未来へと歩んでいかなければならないのだ。

二〇〇九年二月

川瀬　勝

この本を、レイチェル・ナオミ・レーメン博士と、
ダニエル・ローウェンスティン博士に捧げる。
私の人生にかかわってくださったことに、
大いなる愛と感謝を込めて。

まえがき――波動医学とは？

　この本を書こうと思い立ったのは、健康について新しい視点をみなさんに提供したいという気持ちからだった。具体的には、病気が治らないのはなぜか、そしてどうすればそれを癒《いや》せるのかということがテーマだ。なぜ治らないのか、という面にかなり焦点を当てているため、「癒し」というテーマに正面から立ち向かわずに、裏口から入っているような印象を与えてしまうかもしれない。しかし、私が思うには、病を恐れるのと同じくらい、癒されることを恐れている人も実はたくさんいるのだ。意識している、いないにかかわらず、恐れなどの感情が癒しにどれほど悪影響を及ぼすかを理解すれば、癒しの過程を妨げているのが自分だということがよくわかるようになるだろう。

「人は当然、誰でも治りたいと思っている」。こう考えることは誤解を生むばかりか、危険でさえありえる、ということが私にはわかってきた。

　たとえば病気は、ふつうなら望めないような注目をまわりから集める強力な手段となりえる。そう考えてみると、病気は何かを得るための手段として魅力的にさえみえてくるのだ。また、病気が、人生を大きく変えなければいけないというメッセージを伝えていることもあるだろう。人生のあらゆる側面で、人は何よりも変化を怖がる。そのため、病気よりも変化のほうを恐れてしまい、必要な変化を起こすのを先延ばしにするというパターンにはまり、それが病気となって表れることもある。

今日のホリスティックな視点にみられる基本的な誤解は、すべての病を、「その人の中にあるネガティブな側面が引き起こした結果である」と定義していることだ。過去の悲しい体験や、心身に悪影響を及ぼすネガティブな態度、あるいは過去世の悪い業が原因となる、という考え方である。

だが、ネガティブであることだけが病気の源ではない。病は身体を通して、それがなければとても足を踏み入れることはなかった学びや洞察へと人を導いてくれる場合もあるのだ。意識を広げ、人生のさらに大きな意味を理解する触媒となる可能性も秘めている。

病気は恐怖を伴うことは確かだが、それはまた、人を「人生の神秘」の本質領域へと招き入れる誘いでもあるのだ。私たちの人生は、さまざまな神秘の連続でできている。それは、探求されるべきものではあるが、未解決のままであるべきものでもある。生きることの意味を問いかけながら人は生きていく。この問いを人生の友として扱い、自分の本質の最も奥にある深層へと自分自身を導くことによって、私たちは聖なるものを発見するのだ。

本書では、病気をはじめとする人生の難題の意味をつかむための新しい道を示したい。そして人生の神秘の中へとさらに深く入り、霊的な成熟へと向かう道を進む手助けとなることを願っている。

病気は、自分の中にある「聖なる本質」を見つけさせてくれる。神、人類、そしてすべての生きるものとひとつであるということを気づかせてくれる。しかし、自分の霊を理解し、人生に癒しをもたらすために、何も必ず病気になる必要はない。私が波動医学と呼ぶものを学びながら、自分が聖なる存在であると見はじめ、理解しはじめる場合がよくある。

波動医学によれば、人間の霊とは、エネルギーが形として現れたものだ。私たちは誰もが七つのエネルギーの中心をもっており、ヒンドゥー教ではこれをチャクラと呼ぶ。それぞれのチャクラは、おおむね身体のある部分と対応している。チャクラは、あらゆる種類の情報を蓄積するための「波動コンピュータ」、あるいはデータバンクだと考えられるだろう。私は、これら七つのエネルギーの中心点が、人生で直面する問題、難題と対応していることを発見した。第八章で述べるキリスト教の七つの聖典の目的も、やはり人生で問題に直面したとき、それに対処することにある。

私たちの霊が成長し、自己への理解を深めていくときには、七つの発達段階を経ていく。その七つのそれぞれの段階で、人は異なる種類の個人としての力を身につけ、さらに高い意識の目覚めへと向かうステップを形づくるのである。チャクラについて語る言葉を学び、そこにある霊的な資質を育《はぐく》んでいくことは、身体を強くすると同時に、病気を治し、健康を維持するのに役立ってくれる。

私のワークショップに参加したベンという男性は、前立腺《せん》ガンと闘っていたが、チャクラについて私が語ると、すぐに反応した。この概念は、癒しということについて、彼に新しい言語をつくり出させたのだ。それから彼は、医師のところに行く前には必ずマントラ（心の中で繰り返し唱える言葉や文章）を唱え、チャクラの力を呼び起こし、自分の身体の「スイッチを入れる」ようになった。そうして六か月もたたないうちに、彼のガンは退縮しはじめたのだった。

人の感情的、身体的なストレス・パターンをはっきり「読む」という「直観医療」を職業とする者として、私は身体の病気だけではなく、気の流れの機能不全についても説明する。身体全体に浸透し、全身を包み込んでいる気の場を読み、さまざまな情報を得る。それは子どものころの強烈な体験や、現在の行動パターン、迷信の類いにまで及ぶが、このようなものはすべて身体の健康に影響する。気の場から直観的に得た情報をもとに、身体、霊の両方のレベルで、現在の病状にどういう措置をしたらいいか助言していくのだ。

波動医学を使う目的は、身体と霊を同等に扱うことである。チャクラを語る言葉を学んでいくにつれ、自分の健康に影響し、特定の症状を生じさせる感情的、心理的、霊的なストレスの要素がわかるようになるはずだ。また、健康は、自己を尊重する気持ちや、これまでの人間関係、深遠な体験、心に傷を残すような体験や記憶に対する反応、さらには日常的にエネルギーをどうコントロールしているかなどにも影響される。

波動医学は、実はとても古くからある知識だ。その原理や技術は、古代のシャーマンや、ヒンドゥー教、あるいは中国の治療家にはよく知られていた。本書で私が新しい要素だと考える点は、チャクラについての東洋の概念と、西洋にあった霊性についての真理、倫理とを組み合わせ、波動について語る「新しい言語」をつくり出したという点だ。ここで使われる「エネルギー」という言葉は、近年いくつかの異なる意味合いをもつようになってきているが、私は物理的、霊的エネルギーの両方の意味で使っている。身体のまわりにあって、身体と互いに作用しあっている複数のエネルギーの膜、あるいは層については、それぞれ違う表現ではあるが、東洋の形而上学《メタフィジックス》、西洋の神智学のどちらも記述している。「私たちは、自分で思っているよりもずっと大きな存在だ」と神秘家が言うとき、彼らはこの「気の場」についても語っているのだ。誰もがこの「気の場」をもっており、そこには身体的、心理的、霊的な状態、その人が必要としているものなど、貴重な情報が含まれている。

直観能力をもつ人間として、私はこの「場」から情報を読みとることができる。たとえば、膵臓《すいぞう》でのエネルギーの低下と、糖尿病の発生や低血糖症との間にあるつながりが実際に見える。また、その病状の発生原因を、責任が重すぎたり、責任をもつことへの恐れからくるストレス、といったように、人生の特定の問題にまで掘り下げることができる。チャクラの言語を学ぶことで、読者のみなさんも身体的、霊的なエネルギーのつながりを上手に見ることができ、それを知ることによって人生に変化をもたらし、病気を未然に防いだり、癒したりできると私は考えている。

また、「象徴的な視点」を学び、自分の人生における「力」の象徴は何かを直観的に解釈したり、自分のエネルギーをどこに向けてきたのか、表面的な出来事とは別の、人生の難題に隠された大きな意味とは何なのか、さらには、これらすべてが自分の健康にどうつながっているかを発見することができるだろう。

この本では、前著『7つのチャクラ』（小社刊）よりも短いかたちでチャクラの言語を紹介している。自分自身の癒しを始めるにあたって、エネルギーに関する言葉について参照できるようにするためだ。『7つのチャクラ』あるいは『健康の創造』（中央アート出版社刊）をすでに読まれた方は、これをおさらいとして使ってもよい。チャクラは、脊椎《せきつい》の基底部から頭頂にかけて垂直な直線上に並んでいるが、これは、物質界の誘惑の力をコントロールすることを徐々に学びながら、神なるものに向かって昇っていく私たちの姿を暗示している。一つひとつのチャクラは、すべての人間に共通した人生の学びや難関を象徴しており、それぞれの段階で、個人的、霊的な力について、さらに高度な理解が得られるようになっている。チャクラの体系は東洋で発達し、ヒンドゥー教、仏教、あるいは老子の教え（道教《タオイズム》）などの基礎となっている。

本書のとくに後半のほうで、癒しのためにチャクラをどう使うか、象徴的な視点を育むにはどうしたらいいかを語り、さらには癒しそのものを、より大きな象徴的枠組みからとらえる試みもしている。この概念は、これまで書いたことはないものの、ワークショップではここしばらくの間、使ってきているものだ。それはひと言でいうと、人類のこれまでの霊的な進化の歴史を「人間の力（あるいは波動）の核がどこにあったのか」と定義した「文化の流れ」としてとらえてみると、占星学の星座が象徴する各時代とほぼ対応している、という私の考えだ。ひとつの星座が象徴する時代はだいたい二千年続き、その間に人間の意識は新しいかたちへと発展していく。一つひとつの時代には、その時代を支配する波動があり、人々の人生、健康、そして霊的な視点に影響を及ぼしていく。それぞれの時代は、現実の本質や霊の力について、その時代に特有の見方を人類に知識として与えてきた。その見方は、今日でも私たちの健康や魂のあり方に影響しているのだ。それぞれの時代の最も特徴的な力や波動は何だったのかをわかりやすく説明するために、ここに星座が象徴する時代の見方をあげてみよう。

牡羊座の時代は、紀元前二〇〇〇年から、魚座の時代を告げたキリストの生誕まで続いた。そして、いま水瓶座《アクエリアス》の時代に入ろうとしている。牡羊座は火の星座であり、火つけ、原初の創造の火を象徴し、星座のサイクルである一二宮そのものの始まりを表すとともに、私の見方では、さまざまな文化、文明が生まれる速度を上げる力を象徴している。牡羊座の時代には、集団を力の核とする「同族文化」思考や法体系が生まれ、それに先立つ牡牛座の時代の、より原始的な同族文化に取ってかわる。牡羊座の時代は、物理的な環境の支配が中心となった「法」の時代であり、続く魚座の時代の感情的、心理的、霊的発展の基盤となる社会的、文化的な基礎を築いた時代だった。

魚座の時代は二元的な時代で、人間の意識が強烈な二極分化を起こした時代でもあった。たとえば、東洋と西洋、国家と教会、身体と霊などであり、政治的な「右翼・左翼」の色分けさえも行われた。同時に、同族的な意識から離れ、自己というものについてより明確な概念をもつようになった。ルネッサンスは個人の栄光をたたえ、芸術家、作曲家は作品に自分の名前を記すようになり、人々は日記をつけはじめた。法の概念も、集団の規範から個人の権利に焦点が移り、マグナ・カルタ、アメリカ合衆国憲法、そして、最近の社会・宗教的制限の緩和をめざした法律などがこのシフトを体現している。

水瓶座の時代に入ろうとしているいま、私たちは、魚や動物で象徴されていた星座の時代から、人間が象徴する星座の時代へと移行しようとしている。そのシンボルは水を運ぶ人間だ。魚座のテーマが「対立」だとしたら、水瓶座は「全体」を象徴し、そのなかで私たちは霊的な統合をめざす。これまでにみられなかったような規模で、世界のさまざまな宗教が互いを認め合おうとしはじめている。人間はグローバルに展開する市場とテクノロジーを発展させた。社会的正義や環境保護は明らかに踏みにじられてはいるものの、世界中でその必要性が意識されるようになっている。

星座が支配する各時代を経ていくにしたがって、私たちの霊的意識は成熟し、自分自身、そして他の生命の本質にもある霊の存在や、さらにまわりにある何か大きな力を意識するようになっていった。私たちがそれぞれの時代の価値観や信念をいかに吸収し、個人、身体、霊のレベルで自分を癒していく努力をどれだけ妨げているかを理解するために、これらの時代がどういう役割を演じたかを探っていく必要がある。

ひとつの星座から次の時代へと進むにしたがって、異なった考え方や、異なった種類の物理的、霊的な力が次から次へと影響力をもつようになっていった。このような価値観や力を、私はそれぞれ、「同族的」「個人的」、そして「象徴的」と呼ぶことにした。それぞれの星座の時代に固有の力の特徴を理解することができれば、いくつかの異なった視点からものをみられる力へとつながる。「同族的な視点」は五感を通しての視点であり、「個人的な視点」は感情的、心理的な解釈へと進むとともに、五感による解釈に対して相対的な見方を加える。そして「象徴的な視点」は、個人を超越した「元型《アーキタイプ》」からものをみる領域へと意識を広げていく。

力と波動を、ここにあげた三つの視点から考えることができれば、人生の選択に直面したときに、それが自分の霊と健康にどう影響するか、どうすれば健康を取り戻し、霊を自分の手に呼び戻すことができるのかについて、まったく新しい視点を得られるようになる。

私は、これからあげるような情報をうまくまとめることで、病気になっても恐れることなく、勇気をもって変化に直面してもらいたいと願い、本書を書いた。この本が、自分自身や自分の健康上の課題、そして癒しの可能性について、読者の役に立つような新しい視点を提供できることを願っている。とくに、今日の文化の枠組みの中で自分を見つめ直し、自分自身を「象徴的に」みられるようになってほしいと思う。そうすることで、人間の霊の奥深くに眠る癒しの炎を燃え上がらせることができると私は信じている。その炎は、癒しを得るための正しい道へと、あなたを導いてくれるだろう。

この癒しの炎は、個人レベルで私たちの心をとらえているが、地球上のあらゆる場所ではたらいている。何か大きな力によって、自分自身だけではなく、文化や環境も癒すよう、私たちは迫られている。ひと言でいえば、意識をもった「種」になれということだ。これだけ多くの人々が健康になりたい、高い意識をもちたいと望み、しかもその目標に届かないという無力感に苦悶《くもん》している理由は、まさにこのためなのである。自分もその一部であるこの新しい文化のはたらきを理解することを通じて、私たちはもっと健康な人間となり、人類に課せられた天命を全うする道を歩みはじめることができるのかもしれない。

自分を癒そうとしている人たちに、チャクラのもつ象徴的な意味や、個人の癒しの背景にある文化的な枠組みについて教える過程で、「神なる存在の導きがある」と人々がさらに固く信じるようになる姿を私は目にしてきた。このような形而上学的なシンボルの意味を理解し、語れるようになることは、自分の霊の内にある癒しのエネルギーとつながるのを助けてくれるようだ。

エリーに会ったのは、四年前にヨーロッパでワークショップをしたときだった。当時、すでに私は、チャクラについてかなり深く考えていた。彼女は、二人だけの会話のなかで、八年前を皮切りに、何度もガンが再発したことを語ってくれた。最初の腫瘍《しゅよう》は左足にできた。小さな悪性の腫瘍だったが、外科手術でそれを除去したときには、腫瘍は局部的なものので、もうこれで転移しないからだいじょうぶだといわれた。四年ほどたったころ、今度は腕に腫瘍ができているのがわかった。外科手術のあと、前と同じように、今度の腫瘍も局部的なもので、もう再発はないといわれたが、今回は医師も身体のことを注意して観察するようにとつけ加えた。

私と出会ったとき、彼女は三回目の腫瘍と闘っていた。二回目のものから三年たっていたが、今度もふたたび足に現れていた。これも悪性のものであるのが彼女にはわかっており、悪性の腫瘍が繰り返し再発するというパターンを打ち壊すことができないのではないかという恐怖に陥っていた。それだけではなく、身体のどこだろうが、すこしでも痛みがあれば、腫瘍かもしれないと思ってしまう。

エリーは深く困惑していた。身体を清浄に保つための正しい方法はすでに全部やっていたのだ。食べ物や運動、セラピー、ヨガ、それにあらゆる種類のホリスティックな治療法がうまくいかないのなら、いったいどんな方策が残されているというのか？　真に耳を傾けている神はいるのか。もしいるなら、自分の人生のどこにいるのだろうか？

直観医療の仕事をしていると、いったい何を言ってあげればいいのかまったくわからない状態に陥ることが何度かあったが、これもそのひとつだった。他に言うことを思いつかなかったので、私はエリーにこう言った。「自分も同じことを何度も問いかけてきたが、予想したようなかたちで答えが返ってきたことは一度たりともなかった」と。

私は、霊的な道に関する教えをエリーに説明し、その力にふれるためには、象徴的なレンズを通してみなければならないと話した。人生すべて、そこで縁のある人、さらにこの地球と自分との関係も、すべては贈り物であり、それを自分が感謝して受け取っているのだと考えてほしい、と私は彼女に言った。そして、人類という共同体とひとつになるという概念だけではなく、大自然の生命力そのものである「ガイア」のエネルギーも加えてはどうかと示唆した。話している間エリーは目を閉じ、私の語る言葉にじっと聞き入りながら、その一字一句を思い浮かべているのが感じとれた。さらに私は、地球とのつながり、自分の生命とのつながりを感じて、それを直接第1チャクラに向け、生命そのもののシステムと、あらためてしっかりとつながっているところをイメージするように言った。

他のチャクラについても同様の説明を続けたが、それが終わるころには、エリーは深い瞑想《めいそう》状態に入っていた。三十分ほどたって彼女は通常の意識に戻り、静かにこう言った。

「ガンとの闘いがもたらしたものは、身体の破壊だけではないことに気づいていませんでした。生命の波動そのものとのつながりをまったくなくしてしまっていて、こればかりはいくら栄養をとってもしかたないのだということに気づかなかったのです。ただガンを治すことに焦点を合わせるだけではなくて、私には生命とのつながりを癒す必要があります」

イメージを思い浮かべる、というこの視覚化のワークを彼女はずっと続けた。その後も私のところに定期的に連絡があり、電話で話すたびに、自分の身体全体が生命力を取り戻しているように感じていると語ってくれた。内面にはたらきかけるこのようなワークが、身体に何か変化を生み出せるかどうかをみたいので、外科手術をしばらく延期することにした。もしそれができたなら、ガンのサイクルを打ち壊したのが自分でわかるからだ。

ひと月もたたないうちに、彼女の腫瘍は退縮しそうな様子をみせはじめる。これこそエリーが待ちわびていた「兆し」だった。この時点で彼女は外科手術を受け、腫瘍を除去した。もちろん、ガンの再発はけっしてないと、全身全霊で信じることができたからである。

エリーのケースは劇的な身体の治癒の例だが、癒しは他のさまざまな病状や、身体だけではなく、感情的、霊的なレベルでも起こりうることを忘れてはならない。本書には、ごく一般的なエピソードから、日常をかけ離れた例まであるし、さらにどこかその中間に位置するものもたくさん出てくる。自分の健康上の困難や、人生の危機が映し出されていると感じられる例もきっとあるだろう。癒しを促すための何らかのヒントがあると確信して読みすすんでほしいと思う。

病気や、人生のある側面を癒すためにぜひとも信じてほしいのは、許すということの重要性だ。許すという行為は癒しに必要なエネルギーを解き放ってくれる。私は、どうすれば過去を許す（あるいは手放す）ことができるかについていろいろな提案をするとともに、いまの生き方を「象徴的に」解釈し、エネルギーを高め、神なる存在の波動とつながるとともに、癒しを促すための新しいタイプの儀式や祈りの言葉も提示していくつもりだ。

前半は、人はなぜ治らないのかについて、かなり深く探求しているが、後半ではどうすれば治ることができるかをくわしく解説する。まず、今日の私たちの文化で、癒しを妨げている最大の障害となっているものについて語ってみよう。

チャクラで生きる◉目次

装　幀／渋川育由
装　画／渋川育由
ＤＴＰ／onsight
編集協力／梶原光政
大村恵子（アステリズム）

第一部

なぜ癒されないのか

第一章

「傷の言語」と癒しの炎

一九八八年、もう春も終わりのころ、ワークショップを行うために、私はスコットランド北部にあるフィンドホーン共同体にやってきた。そのころのワークショップ参加者には、自分自身の癒《いや》しを求めてくる人たちが多かった。直観医療能力をもつ私は、その人についてのリーディングを行い、癒しのためのプログラムを考えてあげて、癒しが促進されるよう直接はたらきかけることを期待されていた（最近の参加者は、自分のことは自分でできるしっかりした人たちが多い。「チャクラを語る」ことを学び、直観力をさらに高めて自分自身や人生に癒しをもたらしたい人。あるいは治癒関係の職業にあり、どうしたら人の癒しを助けられるかを学びたいという人たちだ）。

私自身はヒーラーではないが、そのころは当然ながら、できるかぎりそういった人たちの役に立ちたいと思っていた。実際のリーディングでは、自分自身や人生にもたらすべき変化について、その人がすでにうすうす感づいていたことや、ひらめいていた洞察や直観などが正しかったことを確認する、という場合が多かった。リーディングがきっかけとなり、内面にある身体的、霊的な癒しの過程に火がつくこともあった。

いずれにしてもその当時は、参加者も私も、自分たちが正しい方向に進んでいると感じていた。何といっても癒しと健康は、ホリスティックな人たち、意識が高いといわれていた人たちの文化の中核であり、私自身の人生の中心でもあったからだ。

フィンドホーンは、オーガニックな共同生活を営み、あらゆる霊的な道の探求を尊重する三〇〇人ほどの人たちで形成する共同体だったが、私はとくに気に入っていた。スコットランド高地の荒々しい美と、霊的な探求の道に焦点をおくこの共同体との組み合わせは、フィンドホーンをとても魅力ある場所にしていた。ここにやってくると、エネルギーが充電され、何か大切な洞察へとつながることが必ず起きていた。そして、一九八八年のこのときも例外ではなかった。でもこのときばかりは、その洞察が思ってもみなかったようなかたちで訪れてきた。

一週間の予定で開かれるワークショップに先立って、私は親しい友人のメアリーと昼食をともにする約束をした。ダイニングルームに早く着いたので、二人の男性の友人と座ってお茶を飲んだ。しばらくしてメアリーが私たちの座っていたテーブルにやってきたので、私は二人の男性を彼女に紹介した。ちょうど彼女が握手をしようと手を伸ばしたとき、共同体のメンバーである別の男性、ウェインが彼女のところに来て、こうたずねた。「メアリー、六月八日は忙しい？　あるお客さんを案内する人を探しているんだけど」

メアリーの答えの長さ、その声の調子がすべてを語っていた。彼女は言下にこう言ったのだ。「六月八日？　六月八日って言ったわよね？」。怒りと反感に満ちた声で彼女は続けた。「絶対にだめよ！　六月八日は私の近親相姦《そうかん》犠牲者のサポート・グループのミーティングの日よ。何があっても休むことは絶対にしないわ。結局、お互い頼れるのは自分たちだけなんだから。私たち近親相姦の犠牲者は、とにかく互いのためにそこにいてあげなくてはならないの。だって、他に誰がいるっていうのよ？」

メアリーの話はもっと続いたのだが、私が正確に思い出せるのはここまでだ。予定についての簡単な質問がただちに誘発した劇的な展開は、私の心をとらえた。ウェインは、彼女の返事の内容にはほとんど気づかないといった様子で、お礼を言うとその場を去っていったが、私は仰天していた。あとでメアリーと私だけでお昼を食べながら、そのことについてたずねてみた。

「メアリー、さっきウェインが予定のことを聞いたときに、なぜ、そこにいた三人の男性全員に、若いころ近親相姦を体験したこと、まだ怒りを感じていることや、男性全体に怒りを感じていて、その怒りでその場の雰囲気をコントロールするつもりだってことまで知らせなければならなかったのかしら？　ウェインが聞いたのは『六月八日は忙しい？』というひと言だったじゃない。それに答えるのに、三人の男性に、セラピーのミニ講義までしてたわよ。ただイエスかノーだけでよかったはずじゃないかしら？」

メアリーは、私が彼女を裏切ったかのような目で見つめてきた。彼女は身を固くすると、怒りを込めた氷のように冷たい声で、一つひとつの言葉を強調しながらこう言った。「ああいう答え方をしたのは、私が実際に近親相姦の犠牲者だからよ」。テーブルから身を離し、食べるのをやめると、ナプキンをお皿の上に投げた。二人の昼食は終わりよ、ということだ。そのときは気づかなかったが、私たちの友情もそこで終わりを迎えたのだった。

「メアリー、聞いて」。私はすこし声を和らげて答えた。「それはわかっているの。でもよくわからないのは、六月八日に手伝ってくれるかどうかを聞かれただけなのに、どうしてウェインやはじめて会う二人の人にまで、自分のことを話す必要があると感じたのかしら、ということなの。あの男性たちに、何かこういうかたちで扱ってほしいとか、こういうふうに話しかけてほしいとか思っていたの？　はじめて会ってからものの十秒もたたないうちに、あなたに自分の傷をさらけ出させたのはいったい何だったのかしら？」

メアリーは、自分や、他のたくさんの近親相姦の犠牲者たちと同じ体験をしていないから、あなたにはわからない、でも友達としてもっと思いやりがあって当然だと思っていた、と言う。私は、思いやりがないことと、いま聞いていることとはまったく別だと思うと答えた。二人の間にあった友情の波動がどんどん弱まっていくのが感じられ、この友情が続いていくためには、私が「傷をもつ者同士の言葉」をメアリーに語るしかないのだと気づいた。自分を支えてくれる友人とはどんな人なのか、彼女がはっきりと定めた基準にあてはまらなければならないこと、また、彼女が過去の悪い体験を中心に自分を規定していることをけっして忘れてはならない、という了解だ。

苦痛に満ちた子ども時代の体験に加え、メアリーはさまざまな慢性の症状に悩まされてもいた。いつも何かが痛む。それが感情的な痛みであることもあれば、身体の痛みであることもあった。親切で、友人に対してはいつも手を差し伸べようとしたが、結局は同じような子ども時代の虐待を体験した人たちと一緒にいるほうがいいようだった。あの日、私は昼食のテーブルで、メアリーは同じ言葉を話し、同じ考えをもって行動する人たちといる必要があるのだということに気づいた。私は、この生き方を「傷の言語」ととらえるようになった。さらに、私たちが、心の傷を中心として自己像を形成すると、身体、霊の両方に大きな負担となり、そのエネルギーを失うばかりか、病気の危険に身をさらすことになると確信するようになったのだ。

あの日、あたかも私は、フィンドホーンという「癒し」にあふれた環境、さらには意識改革運動全般の外へと大砲で吹き飛ばされ、部外者としてそれを見ているような気持ちがした。これまで、人がメアリーのような思考パターン、行動パターンをとるのに気づいたことはなかったが、おもしろいことにまさにその次の日、自分のワークショップで、メアリーとの一件のミニ版ともいえる出来事が起きたのだ。

講演するための心の準備をしようと、二十分ほど早く会場についた私は、女性がひとりで座っているのに気づいた。私は彼女の隣に腰かけ、「こんにちは、お名前は何ておっしゃるの？」と話しかけた。たったそれだけたずねただけなのに、その女性は私に一瞥《いちべつ》もくれずにこう答えたのである。

「私は近親相姦の犠牲者ですが、五十六歳で、もうそのトラウマは乗り越えました。すばらしいサポート・グループがいます。数人のグループですが、最低でも週に一回は集まっています。これは癒しに欠かせないものだと思います」

まだ名前を言ってくれていなかったので、もう一度聞いた。「で、お名前は？」それでも彼女は直接質問に答えてくれなかった。どうも何かボーっとした状態なのだ。名前を言うかわりに、このようなワークショップに来るのはどれだけ楽しいか、ぜひみんなにこれまでの人生の歩みを語れる時間をとってほしいと彼女は頼むのだった。私はお礼を言うと、部屋を出た。心を静め、考えをまとめるのにちょっと時間がほしかったのだ。

メアリーの一件の翌日にこの女性に会ったのは偶然ではなかった。私は、「どういうふうにすれば自分を癒せると考えているのか」というテーマに注目するよう導かれていたのだと思う。つまり、セラピーやサポート・グループを通しての癒しについてだ。そういった場では自分を癒す「過程」にある人たちが、同時にそこに引っかかってしまっていることが見てとれた。過去のひどい体験やトラウマに何らかの意味を与えようと、勇気を奮い起こして傷に直面し、同じ傷をもつ人々に対して、思いやりのある理解を示そうしている。だが、なぜか彼らは癒されていない。自分の人生の中心を傷におき、また、その傷を受けいれるという過程を中心にしてしまっているのである。傷を乗り越えようと努力しておらず、傷に引っかかってしまっているのだ。

人が語る傷の言語を聞く準備のできた私には、あのときに、自分をはじめとするたくさんの人たちが大切に抱えてきた「傷ついた人、病をもつ人は、誰もが健康な状態を一〇〇パーセント回復したいと思っている」という大前提に異を唱える役割を与えられたと思っている。

「傷の言語」はフィンドホーン以外の場所でも使われていることにすぐ気づかされた。世界中の人々が、自己表現のもつ治癒的な価値と、自分の傷を使って他人を操る免罪符とを混同しているのだ。傷を見つめ、それをさらけ出すことを癒しの初期の段階とみるかわりに、自分の傷を国旗のように掲げ、サポート・グループなどを家族、国家として使っているのである。

いったいどうしてこんなことになってしまったのだろう？　わずか一世代前には、私たちの社会は、たわいない自分の心理的、感情的ニーズを表現することさえ、なかなかできなかったのだ。それが今日では、まるで勇気の証《あかし》でもあるかのように、人は何のためらいもなく、心の奥にある深い傷でさえ堂々と公言する。どうしてここまできてしまったのだろう。
これを説明するには、もうすこし過去にさかのぼってみる必要がある。

開きはじめた心

私が直観医療の仕事を始めたのは一九八三年、人の病気の原因が何かを読みとれるようになったときのことだった。当時の私は、医療のトレーニングを受けていたわけではなく、意識、健康、それに代替医療、補完医療などと呼ばれる分野の書物を専門とする出版社を共同設立したところだった。この出版社では、自分の治癒体験を語る本や、当時は代替医療とされていた医療措置についての研究や新発見について報告する、比較的科学志向の強い本を出していた。出版と直観医療の両方の仕事をしていたこの数年間は、まさに二つの分野が補完し合うかたちで私に多くを教えてくれた。いま振り返ると、何か高次の力によって導かれていたにちがいないと思える。

一九八〇年代初期の文化は癒しに飢えており、癒しの炎を燃え立たせるような体験や心の状態を人々は探し求めていた。私がワークショップで教えはじめた一九八四年ごろには、代替治療の分野では、心理的、感情的な癒しを語る新しい語彙《ごい》がすでに確立されていた。人々は身体、精神、そして霊的な健康について公に語りはじめたのだ。自分の人生の歩みをくわしく語ることがごくふつうとなり、子ども時代に起きた近親相姦、性的あるいは肉体的な虐待の体験などもオープンに語られるようになっていった。それまで人間関係を限定してきた、社会的に許容される境界線が消滅し、そのかわりに、出会ってすぐに親しくなるという新しいかたちの関係ができるようになった。

このような新たな親密性は、アメリカでは一九六〇年代のセラピー文化から生まれ出てきた。一九六〇年代以前には、家族の秘密や経済状態、個人の政治活動、職場での問題、あるいは誰と誰が浮気をしているかなどは、すべてきわめて「プライベートな」情報とされ、家族やごく親しい友人との間でしか話されることはなかった。大統領選挙で誰に投票したかをたずねることさえ、かなりプライベートな質問と考えられたくらいである。長年のつきあいがあり、信頼している友人とでさえも、このような話をすることはけっして容易ではなかった。

一九六〇年以前の社会は、精神分析医のところに行く人は精神病を患っているとみるのがふつうだった。一九七二年になってからでさえ、大統領候補のジョージ・マクガバンの選んだ副大統領候補、トーマス・イーグルトンが、心理療法を受けたことがあるというだけで、候補者から外すに足る理由と考えられたのである。心理療法を通じてトラウマに対処していくという概念はまだ知られていなかったし、精神的なストレスは何でも精神的な病気と考えられた。自分の精神や心の奥深くにあるものには恐怖を感じ、それを自分から探求してみようと思う者はほとんどいなかった。ほとんどの人間は、内面にある力をいじくりまわすことはしないで、とにかく人生の外面的な部分さえ安定していれば、心もある程度の幸福を得られるのだ、という前提のなかに安全に生きようとしていたのだった。

だが、セラピーの時代の訪れとともに、まったく新しい次元が生まれた。私たちの内面にある世界の扉が開かれたのである。内面に向かって一歩一歩入っていくにしたがい、自分自身をみる新しい視点が出てきて、内面の感情や心の深層のまわりに長い間存在してきた堅固な守りを打ち壊してしまったのである。「自分の現実は自分がつくり出している」という概念が、どこからともなく登場し、突如として誰もが使うようになっていった。個人的、霊的な力は、究極的には自分自身の手にあるという、ちょっと変わったアイデアが一般の人の心をとらえ、「自己責任」という言葉を誰もが口にするようになった。私たちはこの言葉を人生のあらゆる側面にあてはめて考えた。だが特筆すべきなのは、癒しのプロセスにもこれをあてはめようとしたということだ。

自ら病気であることをまわりに認めてもらいたい、病気になったのは自分の責任であると公に宣言したい、と人は思うようになった。私自身のワークショップでも、参加したワークショップでも、人々は次々に自分の病気のことを具体的に話し、すぐに「この病気の責任が自分にあるのはわかっています」と加えるのだった。感情を公に語るのはかつてタブーだったというのに、いまや癒しに必須の要件となった感があった。

過去の心の傷が身体上の病気の源になっている、という考えが後押しとなり、悪い思い出や思考、考え方などは、すべて打ち払って浄化しなければならないという決意で、人々は自分の内面へと飛び込んでいった。心の奥深くに閉ざされてきた感情的な衝動の鍵《かぎ》さえ開けてやれば、あの子ども時代のひどい体験の記憶さえ解き放ってやれば、自分の身体はすぐに反応して、完全なる健康というご褒美がもらえると信じたのである。

当時私が出会った人は、ほとんど例外なく、感情のもつれをほどくひらめきさえあれば、完璧《かんぺき》な健康の回復がただちに得られると確信していた。驚くべきことに、自分の内面を吐露するというこの儀式を行う人は、みな熱狂的な希望と輝きにあふれていた。その話が例外的に劇的なものであった場合には、ときとして告白に続いて拍手が沸き起こるのだった。他の参加者と同じように、私自身もまた、精神こそが身体の癒しの鍵を握っていると信じていた。内面の力こそが、身体を生化学的に再生し、つくり直すことができる燃料になると確信していたのだ。時折、病気を治癒することに成功した人、それも、完全な癒しを達成した人が現れると、ワークショップではほとんど有名人のような扱いとなった。休憩時間になると、自分を癒した人のまわりには人だかりができ、「いったいどうやって自分で治すことができたのですか？」とたずねるのだった。もちろん私も耳を傾けた。治癒を保証してくれるような、何か変わった治療法、栄養食品、あるいは心理療法についてぜひ学びたいという気持ちからだった。

自分を癒した人は、人によって栄養法やビタミンから、セラピー、泥湯、催眠、過去世回帰、運動、ボディ・ワーク、腸洗浄法まで、ありとあらゆる種類の方法をあげ、そのおかげで治癒が起こったと語った。しかし、いちばん多かったのは、身体、心、そして霊に対して同時にはたらきかけるような療法を詳細に語る、という例だった。しかし、どんな治療法や栄養法について語ろうと、自分を癒した人のいちばんの贈り物は、彼らがグループにもたらした希望だった。実際に健康を取り戻した人たちは、そうではない人たちにとって、ワークショップに出たり、関係の本を読んだり、自分自身を表現することを学ぶといった、個人による自己発見と癒しの努力はすべて必ず報われるのだという、生きた証人だったのだ。

ターニング・ポイント

理由は不明だが、一九八八年という年は、癒しに関する観点や信念がシフトした年だったようだ。少なくとも私が教えていたサークルではそうだった。このころまでには、私もいくつかの国でワークショップを開くようになっていたが、世界中で同じ反応に出合っていた。ワークショップの参加者たちは、どうしたら癒せるのか、ということ以外に関心をもちはじめていた。なぜ治らないのかを知りたがるようになっていたのだ。巷《ちまた》にあるさまざまな治療法を試したが、それでも癒されていなかったからである。つまり、正しい治療プログラムを探し求める努力や、心と身体にはたらきかける療法を独自に組み合わせる、といったことから、ひどいフラストレーションへと意識の焦点が移り、「いったいどうなっているのか？　なぜ何もうまくいかないのか？」と問いつづけるようになっていたのである。

このような人たちが感じていた絶望はひどいものだった。「何かの罰を受けているのでしょうか」とたずねられたことが何度あったか思い出せないくらいである。当時の私には、満足のいくように答えてあげることができなかった。よく言われる言葉を繰り返すのがせいぜいだった。「信じる気持ちをけっして忘れないようにしてください。意識をしっかりと癒しへと向けておきましょう。悪いことに意識を向けることはもってのほかです」。これでは逆に「ああ、私は悪いことに意識を向けてしまったのだ」と、その人の罪悪感をさらに深めてしまう結果さえもたらしていたかもしれない。

もちろん、癒しをもたらすには、どんな人生の危機であろうと、信じる心や楽観的な見方が重要な要素であることは当時もいまも変わらない。だが、一九八八年当時、人々はホリスティック・ヘルスや自己責任の概念に伴う明るい希望から身を引き、私が「同族意識」と呼ぶ迷信の中へと退行していこうとしていた。何かひどい行いをしたために罰せられているのではないか、と疑っていたのだ。病気や苦悩を、天から自分に下された審判とっていたのだろうか、もしかしたらみていたのである。心の中では、私自身も彼らと同じように、「いったいこれはどうなっているのか」といぶかしむようになっていた。自分を癒そうと勇気を出して闘う人たちの姿を見ながら、もしかするとこの人たちは癒されない運命にあるのだろうか、適切な治療法がまだ見つかっていないのだろうか、などとさえ思いはじめたのだった。

心の傷の甘い誘惑

フィンドホーンでのメアリーとの運命的なやりとり、続いて起きた自分のワークショップでの近親相姦犠牲者との出会いが起きたのはまさにこのころで、それがきっかけとなって、私には問題の所在が何となくつかめてきた。それから先の数年間、私は「傷の言語」に焦点を合わせるようになる。癒しのプロセスを経ていくなかで、相手が自分の傷を表現する姿を見つめてくれる「証人」の存在が必要な段階にあるのか、それとも自分の傷のもつ「貨幣価値」、つまり、傷を利用することで人を操る、という力を発見してしまったのかどうかを見分けるようになっていったのだった。

いったん「傷を語る言語」に波長を合わせることを覚えると、私のワークショップ参加者の過半数がこの新しい言語を使い、心を開いて、他の参加者と自分のこれまでの人生の歩みを分かち合っていることがわかったのだ。

心の傷を分かち合うことが、親密な関係を表す新しい言語となり、お互いの信頼と理解を醸成するための近道となった。もともとはセラピストと患者の間で交わされるのにふさわしい内容として意図され、育《はぐく》まれてきた、心の奥にある秘密を明かし合うという行為が、はじめて出会い、互いを知り合おうとしている人々の間の、いわば「絆《きずな》づくりの儀式」となったのである。

たとえば、このころに出会ったある女性は、はじめて紹介され、話を始めたときに、自分の友人となるための「ルール」の第一は、「心の傷を尊重する」とまず約束してくれることだ、と語った。それは具体的にどういう意味かをたずねると、彼女は、子どものころに自分に起こったさまざまな虐待行為に、やっと対処できるようになったばかりで、この傷を癒す過程では気分も変わりやすく、落ち込むこともよくある、と言った。「傷を尊重する」とは、その変わりやすい気分を尊重し、文句を言わないということだったのだ。自分が来たら、その場の雰囲気は自分が決める権利があるのだと宣言したのである。もし「低空飛行」の状態ならば、自分をサポートしてくれるべきまわりの人間は、そこにユーモアなど持ち込まず、その場の雰囲気と会話を彼女に合わせてくれて当然と期待する。このようなかなり強力なサポートを必要とする期間がどれくらい続くと思うか聞くと、彼女はこう答えた。「何年もかかるかもしれない。もしそうなったら、まわりの人も私にそれだけの時間を与えてほしいの」

社会的な状況でこれほどの支配力をもつことは、かなり強力な体験であり、場合によっては中毒になることもありうる。どんなに健康であっても、それだけではこれほどの支配力をもてはしない。この新しい知人に、「気分の悪い状態でいることの心地よさ」について考えてみてほしい、そんな状態で癒しをもたらそうという強い動機がはたして起こるものだろうか、とたずねると、彼女はこの質問に気分を害し、自分の「傷を尊重する」ことができない私に憤慨したのだった。

強い恋愛関係のきっかけをつくるにも、人々は傷の言語を使うことがある。自分を癒さなければならないという現実的な必要性よりも、同じような人々との出会いがあるからワークショップに参加する、とたくさんの人たちが認めている。現代に生きる人間はあまりに孤独で寂しい状態にあるため、ワークショップではよくある、心の内にあるものを分かち合うという関係を恋愛の芽生えと誤解することが頻繁に起きる。このような、心が裸になった状態のときに恋愛の可能性のある相手に「どうアタックすればいいか」を解説したハウツー本を使う人もいるくらいなのだ。

「魂の友《ソウルメイト》」とはどんな人かとたずねられると、子どものころに体験した感情的な痛みをわかってくれる人であり、そのような人を待ちわびていた、と多くの人が答える。関係の初期には、そのような絆はたしかに恋愛に思えるかもしれないが、その基盤になっているのは、実は傷であり、痛みであり、恐れである。このようなパラダイムでは、親しい関係を保ち、互いを必要とするためには、まず痛みの存在が前提条件となり、癒しは、この絆に対する明らかな脅威としてみられる可能性がある。どちらかひとりが、もう過去を手放し、前に進んでいくときがきたと判断すれば、このパートナーシップが脅かされるのは避けられないだろう。

どうか誤解しないでほしい。「無名アルコール中毒者の会」（AA）や、幼いころに親を亡くした人へのサポート、それに癒しへのステップを具体的に提供してくれるさまざまなプログラムなどは、どれも癒しに欠かせない援助と気づきを与えてくれる。「心の傷を分かち合う」ということは、閉ざされた心を解放し、傷をもつ人を温かく支えると同時に、けっして審判を下さないという決意がある人々の見守るなかで、痛みを伴う記憶を呼び戻し、そこにある感情や恐れを探る機会を与えてくれる。そのような環境で、はじめて心を開くことができたという人もいるにちがいない。

このようなレベルで行われる分かち合いには、本質的に人を温かく受けいれる雰囲気があり、メンバーに対し、グループに入る前は欠けていた社交の場を与えてくれる。友人のジェーンは私にこう言った。「私にとっては、サポート・グループの人たちが新しい家族になったの。実の家族みたいに、自分が審判を下されることもない。もう家族なんて全然会いたいと思わないわ」。このようなサポート・グループの根本にある意図は崇高なものであり、それはきちんと認められるべきだ。

しかし、そこで提供される癒しへのサポートとは別に存在する、ある力のはたらきがみえてきた私は、このようなグループ自体のもつ価値観に疑問をもちはじめた。サポート・グループが自分の生活の重要な一部分となった人々は、当然ながらずっとその一員でありたいと望む。だが、その一員でありつづけるための基準が、これからもずっとサポートを必要とすることであるため、「癒されないままでいるように」というメッセージをグループから受け取ってしまうのである。つまり、このグループの一員であるためには、他の友人や家族からは離れていなければいけないということだ。

このようにはたらく力は、よく知られた仏陀《ぶっだ》の教えを思い起こさせる。「私の教えは筏《いかだ》なのです」と仏陀は言った。「川を渡るのを手伝うためにあります。彼岸に着いたら、筏はそこに残し、自分の人生の道を歩んでいきなさい」。「彼岸」とは、その教えの究極の目標である悟りを表現した言葉である。つまり仏陀はこう言っているのだ。覚醒《かくせい》し、悟りを開いたら、そのまま人生を生きていきなさい、筏を持ち歩いてはいけません、と。

傷ついたままで生きていくというのは、私たちの本来の姿ではない。悲しみや難題を乗り越え、人生で必ず繰り返し起きる、痛みを伴う体験を生き延びていけるよう互いに助け合っていくのが私たちなのである。傷のもつ力にとらわれたままでいると、自分自身の変容が妨げられてしまう。傷の中に隠されている痛みを乗り越える力、そしてそこで得るべき学びという、大きな恵みを見すごしてしまうのである。心の傷とは、人の心に入っていくひとつの道なのだ。慈しみの心をもち、賢い人間となるように教えるのがその役割なのである。

たとえば、ジェーンのサポート・グループが、「自分たちの役割は、彼女と家族との間にある未解決の問題に対処する力を与えていくことで、かわりの家族になることではない」と言ったとしたらどうなるだろうか。「怒りをもちつづけ、家族を避けていたのでは、問題から逃げているだけで癒しにはならないし、家族に直面するために必要な術《すべ》を身につけるのをグループが助けられる期間は限定されている」と言ったらどうだろう。その期間が終わった時点で家族のもとに帰り、家族が自分の生き方を認めてくれるよう期待することなくつきあっていけるかどうか見きわめ、自分のスタミナと強さを評価するのだ。それができれば、彼女は大きな傷を癒したことになるだろう。

実は、このとおりのことを私はジェーンにすすめてみたのだが、彼女は身構えてしまった。彼女にとって、この新しい家族のもとを去ることは、心のブラックホールに入るようなものだった。サポート・グループとあまりに強い絆でつながってしまったため、彼女は、彼らなしで世間に対処していくことはとてもできないと考えるまでになっていた。彼女にとって、サポート・グループは毎週の集まり以上の存在だった。自分の友達づきあいの中心だったのだ。このグループとの関係を完結させることなど想像さえできなかった。たとえそれが、「傷ついたままの状態」でいること、癒しを必要としているままの状態でいることを意味していても、である。

「細胞レベルの預金口座」

「傷の言語」に隠された危険な意味合いを理解するためには、地球上で生きていく力を私たちに供給する「エネルギー」の本質をみる必要がある。私たちの一人ひとりがもっているエネルギーの回路は何百もあるのだ。このエネルギーは、宇宙、神、あるいは「道《タオ》」から、私たちの内へと流れ込んでいる力だと考えればいいだろう。私たちの内を流れる過程で、身体、精神や感情を維持し、さらに外の環境に対応していくのに必要な燃料を与えていくのがその役割だ。一つひとつの思考から、自分がかかわるすべての活動まで、あらゆるものは生きていくうえでこのエネルギーを必要とする。この生命力は誰にも等しく行き渡るもので、たとえ意識していなくても私たちの内へと流れ込んできている。しかし、このエネルギーは、取り入れる量を最大限にできるとともに、効率よく使うこともできる。実は、意識とは、この生命力が自分の中に入ってくるのを感じとって、意図的に身体の特定の部分にそれを振り向ける能力のことなのだ。そして、身体の他の部分から、知らず知らずのうちに抜けていってしまわないようにすることでもある。

このエネルギーの流れを、一日一〇〇ドルあなたに与えられるお金だと考えてみよう。

あなたの課題は、このお金をいかに賢く投資するかを学ぶことだ。投資で、儲《もう》けることもできるし、損をすることもある。当然、いい方向に向けられた投資は稼ぎをもたらし、あなたのエネルギーを上げるとともに、余剰エネルギーもつくり出してくれる。逆に、悪いほうに投資をすれば、債務ができてしまう。債務が一日あたり与えられる金額を超えると、借り入れをしなくてはならなくなる。エネルギーを借りなければならないのだ。

エネルギーのキャッシュは、おもに二つの調達源から入手できる。ひとつは、まわりの人間だ。自分のエネルギー系に供給するために、特定の人に寄生するような行動をとるのである。このようなかたちで他の人のエネルギーを使っていると、いつかは相手に依存するようになって離れられなくなり、日ごとにその必要性が増して、一人だけでは生きていけない状態になっていく。自尊の念を得るためにどんどん人を頼るようになり、どう生きるか、行動するか、あるいは考えるかについても、人の判断を仰ぐようになる。人生をつくり出していくエネルギーがもはや残されていないのだ。このエネルギー源は、ふつうあまり長続きしない。エネルギーの「供給源」となっている人が、あなたと一緒にいると自分のエネルギーが流出していくことにいずれ気づき、接触を避けるようになるからだ。

エネルギー・キャッシュを得るもうひとつの源は、自分自身の細胞組織に蓄えられたエネルギー資源である。一つひとつの細胞は、生きていくために新鮮なエネルギーの供給を毎日必要とする。新鮮な水分が必要なのとまったく同じことだ。一日一〇〇ドルもらえるお金は、身体と心の生命系を維持していくのに使うためのものだ。身体のエネルギー・レベルを高く保つことができれば、それは創造性、人間関係、それに、明るい見通しを感じて生きていくという、きわめて大事なニーズに燃料を与えてくれる。しかし、細胞銀行口座から多額の現金が引き出されてしまうと、あなたは債務を抱えることになる。債務が大きくなればなるほど、細胞組織は弱まっていく。毎日もらえるエネルギーで、この債務を返済していかないと、病が発生する下地をつくってしまうことになるのだ。

過去に起きた忌まわしい出来事に執着することは、とても高価につく。高価につきすぎる、といってもいいくらいだろう。それは死者を生かしておこうとするようなものであり、膨大な量のエネルギーを食ってしまうのだ。心の傷となるような体験をすると、エネルギーの流出が続く危機的な期間に、いわば「追加資金」が自然から与えられる。しかし、この「ローン」の期間は限定されている。永遠に続くローンなどはなく、その返済期限が近づいてきたのがわかるのは、何となく時間が止まったように感じられ、人生が前に進んでいないように思えはじめたときだ。内面にある痛みを手放すのを拒否すると、気分が落ち込むようになる。このうつ状態の、毒のあるエネルギーは、まわりに対する否定的な見方や態度に油を注ぐ結果となり、エネルギー資源をさらに枯渇させていくのである。やがて、自分の欠点の原因を他の人に求め、現在のひどい状態をまわりのせいにするようになる。自分の抱える問題に対して無責任な対応をすることが当たり前となり、日常的となっていく。そして、過去、現在を問わず、悪い出来事、どうしようもない人間関係にしがみつくようになる。そうすれば、自分は犠牲者であり、いまのみじめな状態は、他のみんなのせいだと考えるのが許されるからだ。

自分ではまり込んでしまったパターンを解き放つただひとつの方法は、過去の重荷を手放し、もう耐えることのできなくなった「エネルギーの債務状態」から抜け出すということだ。過去の出来事、そしてそこにかかわっていた人に対して自分がもっている悪い感情を手放す、ということなのである。これは明らかに複雑で、しかもけっして容易ではない心理プロセスであり、もっとたくさん言いたいことがあるので、第三章でくわしくふれたいと思う。私たちが手放す必要のある過去の出来事は、悪いものとは限らず、楽しい思い出ということもある。自分は五十歳、八十歳であって、もう二十歳ではないのだ、という事実を受けいれられないこともあるだろう。かつて自分がもっていた若い容姿、運動能力、すばやい頭の回転などに執着し、手放せないでいるかもしれない。執着を手放せずにいると、過去にエネルギーを注ぐことになり、やはりエネルギーを失う結果となる。

また、五十代、六十代を迎えた女性が、三十代という過去の年齢に執着し、もう自分が「叡智《えいち》の年齢」「よき師となる年齢」、あるいはもう「老いの年齢」になっているというのに、若々しい服を身に着けている姿が多く見られる。年を重ねていく男性も、真っ赤なスポーツカーを買ったり、二十代の女性を追いかけたりして、これと同じことをする。これらはすべて毒性をもつ行動であり、過去の悪い出来事に執着するのと同じくらい健康に害をもたらすものだ。自分の人生が到達した段階を受けいれ、その健全な状態を保つよう意識することが必要だ。人生のたそがれの時期であっても、それが必ず衰えを意味すると考えることはない。だが同時に、若さが去ったことを悔やんで生きてもしかたがないのだ。

いいものでも悪いものでも、過去の出来事への執着を手放すことを拒むのは、毎日のエネルギー予算の一部を捨て去ってしまうことを意味する。生命力を失いはじめているのに、何も行動を起こさずにいれば、いずれは身体のどこかに脆弱《ぜいじゃく》な部分が出てくる。始めのうちは、何とはなしにまわりとの「違和感」があったり、気力が落ちているように感じるといった、どうということのないことからそれは始まる。ここできちんと注意を払わないと、ウイルス感染、インフルエンザ、頭痛、偏頭痛、あるいは吐き気などが生じるかもしれない。何も行動を起こさず、エネルギーを失いつづけると、このような軽い不快症状は、何か大きな病気へと発展する可能性がある。それに、これは人があまり受けいれたがらない考えではあるが、よく事故に見舞われるというのも、同じシナリオの一部となりうると私は思う。「事故にあいやすい人」は、実はエネルギー的には債務状態にあるのだ。バランスがくずれた状態にあり、よくものを落とすといった小さなことから、生命を脅かすような事故まで、とにかくあらゆる種類の事故にあいやすくなっているのだ。そういう人たちは、事故に遭遇しやすい時期や時間を感じとる術を学ぶ必要がある。それは私たちが「カゼをひきそう」なのがわかり、休息をとったり、栄養補助食品を摂取するのと同じである。そんなときに、新しい仕事の面接や、一大決断を下したりしてはいけない。

私は、直観医療能力をもつ者として、エネルギー喪失がどうはたらくかがふつうの人よりもよく見える力に恵まれている。前著『7つのチャクラ』で示したように、すこし練習すれば、誰でも自分の状態を診断できるようになれるのだ。私が行う診断は、その人につながっている生命エネルギーの回路を見て、それが私に語ってくれることを「読みとる」というものだ。ある特定の回路を追っていくのは、心電図を読むのにすこし似ている。危険を示すグラフのジャンプがないか目を光らせるのだ。私は過去にさかのぼり、回路にエネルギー・レベルのジャンプがあったら、そこで何が起こったのかについてのイメージが訪れるのを待つ。そのイメージを解釈することで、自分の霊の一部をその人がどこに置き去りにしてきたのか、語りはじめてくれるのだ。

数年前のこと、私は、慢性の痛みに悩むある女性のリーディングをしたことがある。彼女の過去を十一年さかのぼったとき、娘を交通事故で失ったということを感じとった。これは深い悲しみを伴う体験であり、真の意味で「傷」といえるだろう。それどころか、私たちの社会は、このような傷こそ最も深いものであり、聖域に入るものだと考える。

彼女の生命エネルギーの回路を観察していると、この傷のイメージが、人がたくさん乗りすぎている救命ボート、というものに変わっていった。しばらくそれを見つめていたが、突然私は、この女性は他人を操ろうとする気持ちがきわめて強い人で、娘の死という本当の傷を生まれてはじめて負ったいま、それを手放す気持ちなど毛頭ない、ということに気がついた。では、彼女は娘を失ったことを悲しんだのか？　もちろんそれは当然だ。しかし、彼女の人格の別の部分は、「そう悪くないわ」とも言っていた。人を操るという生き方を正当化するためにこの傷を使ったのである。

これはよく目にすることだ。つらかった子ども時代の真の苦しみを、人を思いどおりに操ったり、反感や怒りを感じる権利と交換してしまうのである。この女性も、自分はビジネスではきわめて非道徳的に振る舞う人間であり、誰かがそれをとがめると、この傷を持ち出すということをのちに認めた。そうなると、相手は逆に謝ることになる。「ああ、そうだったのですか。ひどいことを言ってごめんなさい」。自分にたずねてみよう。これほど人を操れる強い力を、いったい誰が手放したいと思うだろうか？

私は彼女にこう言った。「娘さんを亡くされたのは大変なことで、心の痛みもさぞかしだったろうと察します。でも、このひどい状況をあなたがうまく利用して、かなりのものを得ているために、この傷を手放すことがまったくできないでいるのも事実です。この傷のおかげで、これまで夢にもみなかったような力をあなたは手に入れましたね」。彼女は、まさにそのとおりだと認めた。そう言っている彼女の表情からも、どれだけこの傷にしがみついていたいかをうかがい知ることができた。

心の傷を手放すのが、なぜこんなに困難なのだろうか。それは、何かを手放すと人生に変化がもたらされるからである。実は私たちは変化を死よりも恐れている、というのが現実なのだ。

ニューハンプシャー大学で、六〇〇人ほどの聴衆を前にこのテーマで講演をしたことがある。とても物静かで、どちらかというとおどおどしたような物腰のひとりの女性が、傷の言語を手放すということについて、もうすこしくわしく教えてほしいと言った。私はこう答えた。私たちがそれを手放したくないのは、それが親しみの情を築くための基本言語となってしまい、ロマンスから友達づきあいまで、すべての中心に傷を通した絆をつくりあげるようになってしまったからです。ほとんどの人にとって、それをすべてあきらめることは、考えただけでもつらすぎるのです、と。ここまで話したとき、この女性は突然席から立ち上がり、こう叫んだのである。「あなたの言っていることが気に入らないわ。傷の言語を捨ててしまったら、私が人に語れることは何もなくなってしまう。そんなこと、絶対にいや！」

社会的な傷

このようなケースはとくにめずらしいものではない。傷の言語は広範な社会現象となっており、それは世界的な意識の変化を象徴している。過去四十年間、アメリカ社会は、個人的な心の傷や喪失、それに尊厳を冒されるような体験から癒される必要のある人々に対して、気持ちをくんだデリケートな対応ができるよう、かなりの努力をしてきた。一九六〇年代以前には、ほとんどその存在がわからなかった、トラウマ後のストレスからくる症状や、性的、感情的に踏みにじられる体験などへの社会的認識は、かなり向上したといえる。セックス革命、ホリスティック医学運動、それにセラピー文化は、社会がそれまで肉体的な傷害よりも軽いものとみていた、個人の尊厳を侵害するこの種の行為のとてつもない犯罪性に、同族意識の目を向けさせたのである。

社会意識のなかで最も原始的な、生存志向、人種や国家、それに共有する現実といったレベルと共鳴する「同族意識」が、いったんこの心理的、感情的インパクトを認識するや、感情的な傷を負う人々のためのサポート・グループの形成、精神的、感情的な虐待を犯罪とする法律をつくることでこれに対応した。このような癒しのための措置は適切なものであり、相当のニーズがあったといえる。

しかし、おそらくは感情的な傷があまりに強力なものであるためか、文化全体としての対応はいまや適切な癒しのレベルを超えて、犠牲者の主張や要求に敏感になりすぎるところまできてしまった。教師、医師、聖職者、ビジネスマン、それに家族までもが、「不適切な振る舞い」をとがめられる危険を恐れ、子どもや異性に対して、極端に慎重な態度で接するようになっているのだ。

ワークショップなどでも、あるところで渡された契約書には、「ハラスメントに関する新しい指針」についての勧告があり、人に不快感を与える（つまり、心の傷の原因となる）と公式に認められた挙動のパターンが九つに分類され、リストアップされていた。これらの挙動パターンとは、「とらえにくいものから明白なものまで、冗談を言うこと、身体にふれること、口頭によるもの、さらには他の人間が不快感を与える挙動をしたときにその報告を怠ることまでを含む」とされていた。

もちろん、若いときに虐待され、苦しみを味わった人たちは、過去に面と向かい、どういう行動をとるべきか判断するのに助けが必要なことも多いだろう。だが、子ども時代に虐待で苦しんだ人たちには、極端な話、虐待した人間を殺害するほどのことまでしなくても、他に選択肢はいくらでもあるのだ。いまあげたような指針は、たしかに善意で書かれたものではあるが、人に「傷を探し出す」ようすすめているようなものであり、まわりとのつきあいのなかで、実際には何の悪意もない無垢な状況なのに、不快感をもたらす振舞いを見つけ出そうとさせてしまう。

ある神父（女性）は、自分の教会が新たに設定した指針に苦悩していた。その指針は、教区に属する人を抱擁したり、肩を抱きよせたりすることを禁じていた。「霊的な道を探求することを助ける職にある者として、人を支えてあげる気持ちで私はよく人の体にふれます。でもいまはもう誰にさわることもできないし、完全なプライバシーを必要とする懺《ざん》悔《げ》や霊的な道についてのガイダンスなども、部屋のドアを開けた状態でやらなくてはならないのです」。この指針を守りながらも、おかしなことだが、「人にふれる資格」を手に入れるために、彼女はマッサージ・セラピスト、ボディ・ワーカーとなる勉強をして、免許をとったのだった。

人の心のことをきちんと意識するようになった今日の社会で私たちは、すこし度を越えて互いの傷のことを考えすぎるようになってはいないかを問いかけてみる必要がある。ペースの速い今日の情報社会では、日常生活を規定するルールも、私たちの理解を超えるほどめまぐるしく変化していく。感情の傷に対する文化全体の反応は、傷に敏感になるということだった。個人でも社会全体でも、すべての癒しの始まりは、傷の存在を明確に認めることだからである。しかし、傷の認識は、癒しの第一歩にしかすぎない。実際の癒しの旅では、その痛みを通り抜けていくことが必須なのである。

私は、何も日常生活における心の傷の影響を無視しようといっているのではない。だが、身体を維持していくための生命エネルギーを枯渇させるほど、過去のトラウマのことを思いわずらったり、どんな理由であれ、現在からエネルギーをそらすことは避けなくてはならないとも思っている。今日よく使われる「意識」という言葉は、身体と霊体にあるこのような精妙な生命エネルギーの動きを、まさに「意識する」こと、そしてそれにしたがって行動するのを学ぶことなのである。

このような意識を育むことは、私たちの生き方にとって大きな意義をもつ。たとえば、外にいるときと屋内にいるときでは、実際に起きる波動の交換、生命エネルギーの交換は違っている。陽光を浴びているときといないときでも、やはり異なる。外にいるときには、日なたで暖かかったり、日焼けをしたりするだけではないのだ。ある種の波動の場が、私たちの気場と実際に融け合い、身体の中を流れる気の流れの質を高めるのである。もっとわかりやすくいうと、人間の気系に太陽光が与える影響は、バッテリーが充電されるのに似ている。意識を高めるというのは、自分の生命エネルギーの電池を充電し、生命力を保ってくれるような行動は何かを学ぶことなのである。

反対に、生命エネルギー、そして生命そのものをおろそかにし、乱用すると、その債務を支払うことになる。他の人に起きたトラウマや悲しい出来事は、慈しみをもってみることが必要だが、それは人を慈しむ気持ちが、苦しんでいる人を助ける生命エネルギーの力をもつからだ。だが、慈しみなしの反応をしたり、どうでもいいという気持ちでその出来事全体をみてしまうと、カルマ的な意味での債務が発生してしまう可能性がある。生命エネルギーがどれだけ強力なものかを学んでいくにしたがい、それは単に元気さの指標なのではなく、生命の絶対的な核であることがわかってくる。自分だけではなく、人に向けられた一つひとつの思いのもつ力を発見するようになるのである。

あるワークショップで、これまで私が聞いたなかで最も深遠な話をある女性から聞いた。彼女は、自動車事故で重傷を負い、臨死体験をしたのだ。名前をマギーとしておこう。強い衝撃を受け、マギーの霊体は体外へと出ていったが、その状態で事故現場の上に浮かびながら、彼女の車の後ろに並んでいた車に乗った人々が、事故にどういう反応を示しているかが聞こえてきたのだった。強烈なショックを受けた人もいたし、あるいは「ああ、もう冗談じゃないよ。どのくらいかかるんだろう」とつぶやいている人もいた。

ところが、五台目の車からは、美しい光が輪を描きながら昇っていくのが見えたのだ。その光は天空に昇っていくと、また戻ってきて、彼女自身の身体に入っていく。彼女は思った。「いったい何かしら、これは?」。そう考えた瞬間、彼女はその車の女性の隣にいた。その女性は、マギーに祈りを送っていたのだ。エネルギー体となっていたその状態で、臨死体験の真っ最中に、マギーは車のナンバープレートを見て、ナンバーを記憶にとどめた。

やがて自分の身体に戻り、病院へと連れていかれたのだった。完全に回復したとき、マギーはこの祈りを送ってくれた女性を捜し出し、花束を持って家を訪れると、お礼を言ったのである。

霊を呼び戻す

ガンを患う人々の魂の歩みをたどっていくと、よく目にするものがある。まだ小さいころ、親や教師など、自分にとって大きな影響力をもつ人物から、「それはおまえには絶対無理だ」とか「どうせ大した人間になれやしない」というようなことを言われた、という体験だ。わずか三秒の出来事かもしれないが、その三秒間がその人の残りの人生を支配してしまうのである。たった三秒間の言葉で支配されてしまうのならば、よくいわれるように、私たちは自分の現実をつくり出している、などといえるだろうか。私にはそうは思えない。その否定的な言葉が現実をつくり出している場合があり、そこで課せられた挑戦とは、自分の魂を呼び戻せるだけの強さをもつ、ということである。

次のワークをしながら、やはり自分の現実は自分でつくり出しているということを覚えておいてほしい。

まず自分の目の前に、大きな輪があることを想像しよう。それから、あなたの生命力、あるいは神の恩寵《おんちょう》が頭のてっぺんから入ってくるところを思い描く。さあ、ここでひとつの選択が与えられた。これをどう配分していくのだろうか？　分け与えたものは、いずれ返ってくる。すべては回り回って自分のところに戻ってくるものなのだ。ここで自分の霊にこう言おう。「あのつらかった出来事に戻り、それを生かしておいてほしい。そしてそこからの収穫をもたらしてほしい」。そしてその収穫を、自分の細胞に栄養として与えよう。

ワーク——自分の霊を呼び戻す

過ぎ去った日々から自分の霊を呼び戻すのは、けっして容易ではない。純粋に心の傷があるからというだけではなく、悲しみや怒りに満ちた思い出に浸るのが習慣となってしまうことがあるからだ。それは呪縛《じゅばく》にかかるのに似ている。過ぎし日についてあれこれ考えるのが習慣になるのは、単にそうすることに慣れてしまうからにすぎない。時がたつにつれ、わざわざ意識しなくても、不幸な過去を自動的に思い出すようになってしまうのである。

過去から自分の生命エネルギーを呼び戻してくるプロセスは、まず意識を変え、口にする言葉を変えることから始まる。ひと言でいうと、過去から逃げ切らなくてはならないのだ。自分がいま何を考え、エネルギーがどこにあるかを、できるだけ頻繁に意識する。ぼんやりとした記憶の霧の中に思いが漂っていくのに気づいたら、自分のエネルギーにこう言って現在に戻るよう命じる。「もうその方向には行かない。すべて手放そう」

手放すという行為自体にもあまり力が入りすぎてはいけない。毎度、怒りあらわに枕を叩く、といったことをしなくてもいいのだ。おもしろおかしく手放してしまうことも可能なのである。こんなふうに言ってみたらどうだろう。「またあなたなの？　あっちに行ってよ。そんなこと考える時間もエネルギーもないんだから！」

軽く考えるようにして、過去を恐ろしいものに仕立てないことだ。ああもできた、こうすべきだったという思いにしがみつき、過去に力を与えてはならない。それこそナンセンスである。

自分の思考をだんだんとコントロールできるようになってきたら、口にする言葉も変えてみよう。

まず、人生について話すときは、できるだけ現在形で語るようにする。過去を思い出すことはむろんかまわないが、その場合、楽しいことを思い出すのを習慣にする。

元気ですかと聞かれたら、肯定的に答えよう。いつもそれを標準的な答えにする。本当に起こった最近の出来事に悩んでいるなら、それを人に話すのもいいだろう。でも、延々と語るのはやめる。もしその悩みが、「これまで何度も繰り返し起こってきた出来事を思い起こさせる」というなら、この繰り返しをつくり出している可能性のある、自分の内面にあるパターンを考えてみる。そのような自分の一面をきちんと理解し、パターンを打破する心の準備ができたときにだけ、過去のことを思い出すようにする。過去の思い出への旅で、結局は自分が犠牲者になったような気持ちで戻ってきて、「ほら、どんなことをしてもうまくいかないのよ」とつぶやいているようなら、霊を呼び戻すという行為の大切なポイントがわかっていないということだ。

過去を癒すためには、繰り返されるパターンを探し出して打破するとともに、いま何を学ぶべきなのか知りたいという純粋な意図をもって、この「タイムトラベル」に臨まなくてはならないのだ。

第二章
癒しに関する五つの誤解

意識と病気とのつながりは、現在、多くの考察と科学的研究の対象となっている。否定的な思いや、それが私たちに与える影響について考えることは、人生をよりよい方向に向ける役に立ってくれるはずだ。数多くの研究者や、さまざまなかたちで教える立場にある人たちと同様、心身と霊が元来もっているつながりに気づくことは、癒《いや》しを触発する力を秘めていると私も考えている。

そうはいうものの、最も崇高な人々でさえ病気になる可能性もあるし、事実なっている。どんなにすごい聖者でも、きわめてありふれた病気にかかってきたし、そのなかには苦しみを伴うガンなども含まれる。なかには自分がどう死ぬかを前もって知っていた人もいたことだろう。身体上の困難にもかかわらず、このような聖者や賢者は、自分自身のことをさらに深く理解しようと努めるとともに、他者に対する慈悲の心を実践し、自分の人生の方向を定めている神なる存在とつながる道を求めてやまなかった。身体の病気を治癒できなかった（あるいは意図的に治そうとしなかったのかもしれない）彼らは、神なる意志を、そして自分の人生にある高次の目的を受容するなかで癒されていったのである。

魂が見つけ出さなければならない学びを、慢性の病、死に至るような病から得る場合もあると、私たちは悟らねばならない。あるいは、病気を通してのみ得られる霊的レベルの美徳が、人を動かしていくように定められている場合もあるだろう。病を通して起こる人の変容は、畏敬《いけい》の念とともに長く語り継がれてきた霊的なテーマであり、神なる存在の意志を信じる心は、劇的な洞察や癒しをもたらす可能性を秘めている。

以前ロンドンで、見るからに幸福につつまれた顔をしている男性のリーディングをしたことがある。この人は、講演のあとに私のところにやってきてこう言った。「私は善人だと思います。でも、なぜ仕事で上に立つ人たちとこれほどうまくいかないのかわからないのです」

彼は、電話会社のブリティッシュ・テレコムで働いていた。ひと目見ても、彼のオーラからは、やさしさ以外の何物も出ていなかった。目を閉じて導きを求めると、この人はいわば研修中の守護天使であり、たくさんの否定的なものを吸収しているのだ、という強いイメージがわいてきた。その多くは人種差別に根ざすものだった。彼はインドの出身だったからだ。まわりのインド人たちも、同じような差別を体験していたが、それに対処できるほどの力がなかったために、彼がみんなの衝撃を受けとめる役割を果たしていたのである。私はこのことを彼に説明し、こうつけ加えた。「私の話が役に立つかどうかわかりませんが、浮かんでくるのはこれだけです」

「ああ、なるほど」と彼は言った。「それなら受けいれられます」

これよりもさらに驚くべき話を私は聞いたことがある。それは、広く尊敬されている高名なインドの導師に関するものだった。いくつもの臓器をガンに侵されたこの導師は、徐々に身体が弱まり、体内の病気がかなり進行している兆候が、身体の外にも表れはじめていた。ある日、導師を敬愛してやまないひとりの弟子が、なぜ自分を癒さないのか、あるいは癒せないのか、とたずねた。すると、この導師は笑って答えたのだ。「この病気を治すところが見たいのかな？　では、見ていてごらん」。その言葉とともに、導師は病気を治し、身体はもとの健康な輝きを取り戻したのだった。弟子はさらに困惑してしまった。「わかりません」と弟子は言った。「それほどの内なる光をおもちならば、この闇《やみ》の病気の原因はいったい何なのでしょうか」

「これは私の闇ではないのだ」と導師は答えた。「あなたの闇、そして他の弟子たちの闇だよ。自分で抱えていくだけの力がつくまでの間、私がかわりにもってあげているのだ。私自身は、別に何の痛みも感じていないよ」

神なる存在の指示を受けいれることは、霊的な成熟に向かっていくための鍵《かぎ》を握る行為だ。また、身体的、精神的どちらの困難も癒していく鍵でもある。病気が霊的な危機である場合も、あるいは否定的な性向から生まれたものだとしても、人間の本性は癒しの手段を求めるようになっている。しかし、病気に立ち向かう人たちとかかわってきた体験を通して私にはわかったことがある。癒しを得られない原因とは、自分の治癒力よりも、心の深層に存在し、癒しを妨げるほど強い力をもつ「思い込み」のほうに自分の信頼をおいてしまっているためである場合が多いのだ。

人の精神的、感情的な力を完全に支配し、癒しをほとんど不可能にしてしまうほどの力をもつ根本的な誤解が五つある。どれも「傷の言語」の意識と密接につながり、その存在を支えている。そして、身体を修復するよりも、逆に弱める役割をしてしまう。この思い込みのパターンは、癒しの可能性を信じるという、希望的な信念をも凌駕《りょうが》するほど強力だ。

なぜかというと、希望にあふれた楽観的な思いは、未来へ、そしてそこに秘められた可能性に向けられたものであるのに対し、病気は目の前の現実であり、その存在を支えてしまう「思い込み」も、すべて現在という時間にあるものだからだ。癒しはつかむことのできない存在だが、病気のほうは、感じ、ときには見ることさえできる。

このような思い込みの支配力を打破する最も効果的な道は、まず自分がそれを信じてしまっていることを認識し、他にも同じように信じている人がいても、あくまでもそれはひとつの「思い込み」であり、必ずしも事実ではない、と気づくことだ。それから、意識してその影響力から脱却するように努める。

次に紹介する五つの誤解の一つひとつを読みながら、自分にこう問いかけてみよう。「これは自分も信じていることだろうか?」。もしそうならば、心をからめとっているその力を何とかゆるめる方法も記しておいたので(おもに祈りや、さまざまな儀式だ)、ぜひ読んでほしい。あらゆる思い込みは、抵抗なしに精神から離れることはない。しかし、本気で真の癒しを求めるならば、この闘いを続けて、思い込みに取ってかわる、健康を支える思考をつくり出していくしか選択の道はないのである。

第一の誤解——人生を決定づけるのは、心の傷である

人生の歩みのなかで起きる感情的、心理的な傷に影響されないというのは、ほとんど不可能な話だ。文字どおりに、また象徴的にも、傷は私たちの血と肉にしみ込んでいく。人の「履歴」は、かなりの部分、身体の歩みでもある。傷とは、いわば人生という霊性の水の流れをそらし、その力を奪いとってしまう小運河だ。傷がたくさんあればあるほど、自分のエネルギーを呼び戻し、その漏れを止めて、癒しのプロセスに注意を傾けるために多くの努力が必要となる。流れをそらす運河の数やその深さにかかわらず、癒しを得るためには、生命力が元どおり自分自身の人生の流れに乗れるように戻してやることが必須である。

しかし、多くの人々が、人生は心理的な傷の積み重ねであり、それを癒すことはほとんど無理だと感じるようになっている。傷は手放すことができるのだ、という考えに対しても、こんなふうに答える。「あなたにはわからないのだ。あの体験以来、私という人間は変わってしまった。いまさらそれをどうやって変えられるというのか？」

このような人々は、トラウマとなるような体験、あるいは悲しみをもたらす体験をしてからは、新しい体験はすべて自分にもたらされた傷というフィルターを通してみてしまう傾向がある。その後人生に起きたことに対しては、必ず過去の体験を投影するのだ。新しい人間関係ができても、前と同じパターンが繰り返されるのではないかと疑ってかかる。縁のできそうな人に対しては、自分は過去の体験のせいで、あなたを完全に信頼することはけっしてできないだろうと警告を発する。プライベートでも、仕事上でも、人生はとにかく不運の連続であり、それを変えることはできない。傷ついた過去が、自分にやってくるはずだった、はたまたやってきてしかるべきだった好運のチャンスをすべて奪い去ってしまったから、というのだ。

このような精神状態は悲しいものであり、自分を限定してしまう。敗北主義にも陥っているが、それを維持することで大きな力を得る人もいる。これといった期待もされず、限られた責任しかない人生を過ごす免罪符が与えられるからだ。他の人間に助けを求めて依存し、その人の罪悪感を利用して、いつまでも助けてもらうことを可能にしてくれるのである。こんな人は、感情的、あるいは身体的な虐待があったおかげで達成できなかった、あるいはいまもできないでいるクリエイティブな目標について、残念そうに、悔しそうに語ることだろう。社会的に安心できる環境を提供し、傷は過去のものとして水に流せ、などときついことはけっして言わないようなサポート・グループを探し求める。心に傷のある人には何も期待されていないのだから、失敗するということもありえない。

年を重ねるにつれて、傷から一歩踏み出し、異なる人生観へと足を踏み入れるのはむずかしくなる。年月が過ぎ、このように人を動かしてしまう力と、保護された状態に慣れてしまうにつれて、自分を変えるのがどんどん困難になっているのに気づく。心の傷を強調することは、傷そのものと変わらないほど精神に損傷を与えるのである。傷についてあれこれ思いわずらうことは、それ自体が自分を傷つけ、鞭《むち》打つ行為であり、意識は回復ではなく、つねに弱さのほうへと向けられる。それだけではなく、感情的、心理的な脆弱性《ぜいじゃくせい》を信じる精神は、それに見合った肉体しかつくり出すことはできない。強さや独立性を恐れるならば、健康を回復することも維持することも、きわめて困難だと思えることだろう。

あるワークショップに参加していたアリソンという女性は、乳ガンを治癒した体験を語ってくれた。彼女は三十歳をすぎたころ、胸にしこりがあるのを発見し、それが悪性のものであるとわかった。この診断を受けたころ、彼女はサムという男性とつきあっていて、ちょうど結婚について話し合いはじめたところだった。この病気のことを伝えると、ふたりで一緒に「こいつと闘い」、それから人生を生きればいいじゃないかというのだった。ところがそうはならなかった。アリソンはそのわけをこう語る。「あの人にとっては、私が彼に依存していることが必要だったのです。依存心があれば私をコントロールできますから、彼は安心できたというわけです」

身体を治癒する過程で、心も癒すことができた彼女は、サムを愛してはいたが、彼に対する依存は自分の成長を妨げていると悟った。この依存心はきわめて強いもので、自分を癒してもらうよう彼を頼ってしまうほどだった。同時に、自分自身が強くなることを恐れた。強くなるということは、独立するということにつながると考えていたからだ。「人との関係でも、自分の弱点を語らないと、いったいどうやって相手とつながったらいいのかわからないくらいでした」。彼女はこう語る。「何か欠けた状態でいる方法は知っていました。そうすればいつも人と親しくなれるように思えました。だって、サムをはじめ、つきあった男性とはみんなこれでうまくいったんだもの。でも、まったく違う人間にならなくてはいけませんでした。強い人間、ひとりでガンに立ち向かえる人間にね」

ひとりで治すということ自体、考えるだけで恐ろしかった。それまでのようなかたちでサムを必要としない、という印象を彼に与えるかもしれないと思ったからだ。「実は、癒されないのと同じくらい、私は癒されることを恐れ、苦悩していました」。彼女はこう言う。「癒された人間になるということは、人とのコミュニケーションでいつも私がしてきたやり方、自分のそういった部分をすべて洗い直すことを意味したからです。サムとの関係ではとくにそうでした。ある晩、自分で選択するときがきたと思い、ちょっと時間がほしい、自分ひとりで考えてみたいと彼に言ったのです。サムはこれを、自分が拒まれたととりました。それが、まあふたりの関係の終わりとなったのです」

アリソンの医師が、やっとこれとは違う視点を与えてくれた。強い人間になるというのは、ひとりぼっちで生きていくことではなく、よりよい人生を送ることだ、とこの女医は語った。ひとり立ちとは、選択肢をもつということだからだ。強さをもつことで、誰と過ごしたいのか選択できるようになり、「たまたまやってきたものでがまんする」必要はなくなる。「最初は彼女の言うことを信じられませんでしたが、その内容はとても好きでしたね」とアリソンは言う。

ひとりぼっちになってしまうという恐怖に襲われそうになるたびに、アリソンは彼女の言葉を思い出そうとした。ひとりで生活するようになっていたからなおさらである。「ひとりでも誰かと一緒でも、もうどちらでもいいから、とにかく健康でいい人生を過ごしたい、と考えられるようになりました。この決断で私がとても意味深いと思うのは、いったん自分にこう宣言してしまうと、ひとりでもきっと生きていけると思いはじめたということです。でも同時に、自分はひとりぼっちではないんだということもわかっていました」

この話を聞いて、私は彼女の状態も間違いなくよくなるだろうと思った。深刻な病気に立ち向かっていくときに必要な、強い決心と気骨があるのがわかったからだ。何より、彼女自身がこのことを真理だと悟っているのが感じられた。その後、アリソンから手紙が届き、ガンが退縮を始めたこと、完全な治癒を達成すると確信しているということを知らせてきた。

人生が心の傷によって決定づけられる、という思い込みを手放すのがどれほど困難なことか、私はけっして過小評価するつもりはない。この誤解を正すのがとくにむずかしいのは、それがとても重宝なものだからだ。自分自身の失敗や、何も達成できていないという事実を、人のせいだと思わせてくれる。このとらわれを手放すただひとつの道は、アリソンのように、自分の人生の質というものについて、もっと自分で責任をもつようにすることだ。大学に行けたらよかったのに、と思うかわりに、実際に大学に行くのである。ひとつの講座から始めたらどうだろうか。必要ならば通信講座にしてもいい。あと二〇キロやせていたらいいのに、と思うのではなく、散歩を始め、食生活を変えるのだ。一日一キロだけでも歩き、高脂肪食品をいくつかやめるだけでかまわない。「何々になることもできたのに、傷ついた過去がそれを妨げた」と考えている自分に気づいたら、その不可能な「何々」という目標を満たす一歩を踏み出すことである。

◉自己探求のためのチェックリスト

［1］人生をもっとよくしていく努力をしていないことに、何か言い訳をしているか？

［2］過去の傷を誰かと比べ合ってはいないか？

［3］もししているなら、それはなぜなのか？

［4］人より自分のほうが傷ついていると思うか？

［5］傷をもつおかげで自分に何か力がついたような気がしていないか？

第二の誤解――健康でいるというのは、孤独になるということ

健康を取り戻すという意味で使われる英語の表現に、「また自分の足で立てるようになる」(to stand on one's two feet again) というのがある。つまり、自分のことは自分でやり、ひとり立ちできるという意味だ。だが、心理的に傷ついた人にとっては、健康となり、独立するということは、孤独となり、弱い自分をさらすのに等しい。多くの人にとって、この勇ましいひとり立ち、そしてその延長線上にある孤独への恐れこそ、癒すことができないという膠着《こうちゃく》状態の核心にあるものだ。さらには、そういう人はこう信じている。いっ

たん癒されれば、ずっと癒された状態のままでいられる。したがって、健康の訪れとともに、感情的、心理的な支えの必要性も、何となく消滅してしまう……。だが、癒しの過程にある人も、癒された人も、みんなと同じように仲間や友情が必要なのである。私たちは、毎日、いつでも健康をつくり出しているのであり、これは意識してやっていかなくてはならないことだ。

癒しは、霊性と同様、継続するプロセスであり、それは東洋の洞察あふれる寓話《ぐうわ》の数々もはっきりと伝えている。洞察瞑想《めいそう》の教師であり、心理学者でもあるジャック・コーンフィールドが伝える話はこうだ……。ひとりの禅僧が、悟りを開くか、さもなくば死を、という決意で山に登っている。道すがら、重そうな包みを持つ年老いた賢者に出会い、僧は悟りについて何か教えてほしいと頼むのだった。この老人は、実は叡智《えいち》あふれる菩薩《ぼさつ》で、いきなり荷物を地面に下ろす。その瞬間、禅僧は覚醒《かくせい》を得る。

「こんなに簡単なことだったのですか？」と僧は言う。「とにかく手放し、何にも執着しなければいいのですね！」。そして僧は老人を見て、こうたずねる。「では、これからどうなされるおつもりなのでしょうか」

老人は手を伸ばすと、また荷物を持って、村に向かう道を歩きつづけていくのだった。つまり、覚醒を得たあとでも、それまでと同じよろこび、同じ課題が私たちを待っているということだ。癒しを得たあとでも、自分の癒しへの努力は続けなければならないのである。癒しとは、終わりのないプロセスなのだ。

すでに癒されていても、その過程の中途にあっても、私たちは自分を慕ってくれる友達や家族という共同体をつねに必要とする、というのが真理だ。心の傷や、お互いへの依存だけではなく、共通の関心があったり、純粋にいたわり合う気持ちが基盤となる共同体が必要なのである。癒しとは、心のニーズが完結したことを表すのではなく、心を開く入口となるべきものなのだ。

癒しにはひとりで勇ましい努力をしていくことが必要なのだ、と信じているかぎり、私たちは「そんな大変なことをわざわざ始めることもないだろう」という、きわめて便利な言い訳ができる。瞑想やヨガを学んだり、食生活を変えるといった、ささやかな癒しの一歩を踏み出すのでさえ、誰か一緒にやってくれるパートナーがいなければ、始めることさえおぼつかないような人もいるが、自分自身で人生に変化を求めた人もたくさんいる。

白血病と診断されながらも、きらめくような活気に満ちたバートという男性に出会ったことがある。診断を下されてから二日とたたないうちに、彼は心と身体との関係を用いた治療法に関する本を手当たり次第読みはじめた。生活のあらゆる部分を変えてしまい、アパートの壁の色まで、心を静めてくれると感じられた色に塗りかえてしまうほどだった。

友達のなかで、彼の行動に敬意をみせてくれたのはひとりだけだった。残りのみんなは彼をからかうだけで、自然食だけを口にするようになり、霊的な道の実践を始めたときには、とくにひどく揶揄《やゆ》された。やがて彼は以前の友人たちとは接触を絶つようになってしまったが、最初は会いたい気持ちが残っていたものの、とにかく健康の回復に一〇〇パーセント焦点を合わせた生活を続けたかった。たとえそれが沈黙のなかにひとりで生活することを意味したとしても、癒しのために必要なら、よろこんでやろうではないかという気持ちだったのだ。

バートの新しいライフスタイルは、たしかに孤独な一面を伴うものだった。だが、ひとりでいるということが、逆に彼にとっていい友となったのだ。それどころか、新しく成長していく自分を彼はとても気に入り、尊敬できるようになっていった。ときとして以前の友達とのつきあいがまたほしいと思うことはあったものの、自分の強さを感じられ、自分で生活していけるという新しい発見を楽しめるようにもなったのだった。どんなに寂しいときでも、自分の未来をポジティブなものとして思い描き、寂しさではなく、友人に囲まれ、希望あふれるイメージを描くことで心を慰めた。二年間を経ずして、病状は明らかに快方へと向かった。のちに私は、バートと親しい友人から、彼が結婚し、自然食や霊的な道の実践について分かち合える新しい友人たちを見つけたということを聞いた。

癒しのために必要となる条件は厳しいものだ。とくに、親しい仲間の一部、あるいはその全員との決別を要求されればなおさらである。誰もが友人関係を手放すことを必要とするわけではないが、もし必要ならば、現実的にみてもそれしか選択の余地はない。これまでの友達関係を手放さなければならなくなったら、人生は繰り返されるサイクルであることを忘れないようにしよう。冬のあとには、必ず春が訪れるのだ。孤独、友情は、それぞれ異なった時期に異なった癒しの役割を演じてくれる。あるいは、同じ時期でも、異なるときにそれぞれの役割があるかもしれない。癒しは孤独を必要としているわけではない。神秘主義の実践のためにイナゴを食べたり、苦行のために着る衣服が必須ではないのと同じことだ。

◉自己探求のためのチェックリスト

[1] 癒されてしまうと、サポート・グループから捨てられるのではないかとか、あまり同情を寄せてくれないのではないかと恐れていないか。
[2] 癒された自分を思い描くとき、自分ひとりでいるところが浮かんでくるか。
[3] 心の傷を、人との絆《きずな》をつくる手段と考えていないか。癒されるということは、その人との別れを意味するのだろうか。

第三の誤解——痛みがあるなら、その痛みに打ちのめされるしかない

身体的なもの、感情的なもののどちらの場合も、痛みは病気の存在を示していることが多いし、あらゆる痛みをネガティブなものと考えるのがふつうだ。しかし、痛みは教師でもあり、自分の身体に注意を向けるように、あるいは自分を弱くしてしまうような状況から身を離し、尊厳をもって力強く行動できるような状況に身をおくように伝えるメッセンジャーでもあるのだ。

薬漬けの現代社会では、ほとんどの肉体的あるいは精神的な痛みを薬で忘れてしまおうとする傾向が強い。コマーシャルは、頭痛、腰痛をはじめ、とにかく想像できるあらゆる種類の症状を抑える薬をすすめる。慢性の痛みが、充実した人生を送るうえで深刻な障害となり、肯定的なものの見方を維持するのをきわめて困難にするのは疑いのない事実だ。それでも、精神的、心理的な痛みは、私たちの注意をひくためのシグナルでもありえる。修復されるのを懇願している精神や身体の部分に注意を向けさせる役目を果たすのだ。痛みをあまり早く薬で抑えてしまったり、抑えすぎたりするのは、誤りかもしれない。本当に癒されたわけではないのに、そうだと勘違いすることがあるからだ。

癒しの過程のある段階で、鎮痛剤の使用が欠かせないときもあるが、はたしていつも薬

は必要なのか、痛みが自分の生活について伝えようとしていることから目をそらしてしまわないかをきちんと問いかけてみる必要がある。痛みはひどい体験だが、薬に依存するのも同じように最悪だ。薬は往々にして事態をさらに悪化させてしまう。薬を飲むと、身体で起きている症状を体感できず、「痛みの不在」を治癒と同じことと思い込んでしまう可能性があるからだ。この二つはけっして同じではない。痛みの中へと入っていくのを恐れず、身体を修復するのを助けてくれる味方と考えよう。それは身体があなたの注意を一〇〇パーセントひきつけられるただひとつの手段かもしれないのだ。

薬などの依存症にかかったことを認識したら、徐々に投与を減らす計画を立てること。困難であろうこの課題をやり遂げるのには、サポート・グループに入るのもいい。しかし、相手がどんな薬物でも、実際に摂取量を減らしていく前に、もとの自分に戻っていく過程で手を携えてくれる（そして、心を支えてくれる）セラピストと接触することをすすめたい。また、心と身体のコントロールをするのに、何か別の方法を学ぶといい。たとえば、呼吸法、バイオフィードバックなどは、まさに身体とのコミュニケーションという目的のためにつくられたものだ。

痛みの中に入っていく心の準備ができたら、そこでおそらく誰かの助けが必要となる。どこから、あるいはどうやって始めたらいいのかもわからないことが多いだろう。ひとつのやり方は、まず自分の観察から始めることだ。一日の生活の中で、自分の内面に苦痛を伴う思いやものの見方がどれだけたくさんあるかに意識を向けてみよう。物理的な存在として目にするとともに、それがいかに肉体的なダメージをもたらしているかわかるよう、その内容を書きとめてみる。自己像が痛ましいものだったり、人生は苦痛にあふれていると考えていたことに気づくかもしれない。あるいは、深層の核の部分で自分が実は悲観的な人間であり、肯定的な面は割り引いて考え、すべてを否定的に眺めていたと気づくことさえあるかもしれない。抱えていたのは自分の痛みではなく、誰か守ってあげたい人の悲しみだったと気づく、ということもあるだろう。痛みが、実は霊的な課題がかたちを変えたものであり、自分ではとても想像できなかったほど、精神を強靭《きょうじん》にする手段としてあなたの人生を訪れていたとわかることもありえる。

レスターという男性は、足にできた腫瘍《しゅよう》と、のちに行われたそのガン細胞組織の除去手術のせいで、ひどい痛みを体験していた。回復期には、痛みが耐えられないものだったため、鎮痛剤が必要だったと彼は言う。足の力を取り戻そうと努力する過程で、痛みはさらにひどくなり、歩いたり足を伸ばしたりしていないときにまで痛みが及ぶようになっていった。

鎮痛剤は飲みつづけた。足がじんじんと痛み、どんなに疲れ果てていても夜も眠れないほどだったからだ。ある夜、ベッドに横たわり、いったいこの痛みとガンから解放されることはあるのだろうかと考えていると、この痛みの中に入っていってみてはどうだろうという考えがひらめいた。足の皮膚の下でいったい何が起きているのかを見てみようと、彼は足の内部に入っていくことを想像した。

リラックスするための音楽を聴きながら、自分が足の細胞組織を修復している姿を思い描き、すべてのガン細胞は破壊されなくてはならないというメッセージを送りつづけた。毎日これを実行していく過程で、彼は自分に自信がつきはじめ、徐々に鎮痛剤の量を減らしていった。やがて、多少の痛みは残っていたが、ついに彼は薬を飲むのをやめた。瞑想をするたびに、どこに意識を集中したらいいか教えてくれる「導きの光」として自分の痛みをみるようになった、と彼は言う。

「毎日の、というより、毎時行うこの瞑想を通して、ただの希望ではなく、自分は本当に自分の身体を癒せるのだと信じられるようになりました」。彼は最後にこう語ってくれた。

「日一日と、自分の身体が強くなっているのがわかりました。文字どおり、身体が身体を治しているのを感じとることができたのです」

彼が回復することに私は何の疑いももっていなかった。それは彼も同じである。

◉自己探求のためのチェックリスト

[1] 痛みをいつも敵対するものとしてみていないか。

[2] 身体の痛みから何かを学んだことはあるか。それは何か。

［3］痛みに対処するのに、化学的な薬品に頼る傾向があるか、それとも瞑想など、内面にはたらきかける方法を選ぶか。
［4］鎮痛剤や睡眠薬の中毒になったことはあるか。

第四の誤解——病の原因は否定的な性向。病気になると、精神の核も損傷を受ける

私たちの思考は、心身の健康に影響を及ぼす強い力をもっており、自己の内面深く飛び込んでいくことは、癒しのプロセスには欠かせない。だが、病気の原因は、いつもネガティブなパターンであるというわけでもないし、治癒ができなかったとしても、それをいつも過去の悪い体験や、無意識の深層に埋もれたネガティブな考え方のせいにしてはならない。あまりにたくさんの人たちが、自分の人生の中にあるはずの「ネガティブな体験」を長い間一生懸命探し求める、といった現象が見られる。姿を見せないその深層心理の秘部をどうしたら掘り起こすことができるのか、なぜそれができないのかと考えてしまうのだ。

病気は、さまざまな原因が絡み合った結果として起きる場合もあり、単にひとつの要素にその原因を求めようとしても、無駄な努力に終わるかもしれない。ものごとはそう単純ではないのだ。たとえば、汚染が進む環境的な要因や、病原菌、細菌やウイルスの感染によって病気になる場合もある。あるいは、汚染された水や、寄生虫によるものもあるだろうし、逃れられない遺伝の結果ということもありえるだろう。そして、先に述べたように、霊的な導きのひとつのかたちである可能性もある。身体、霊の両面で強い人間になることを求めるなかで忘れられがちなのは、「心の旅」が比較的新しいものでしかなく、肉体のほうは、環境や、めまぐるしく変化する社会にまだまだ大きく支配されているということだ。

病気の治癒のためには、過去の悪いパターンだけではなく、いいものを探してみることも役に立つ。自分の弱さをつくり出すのに一役買っている要因をすべて探求しながら、一方で性格の中にある強さ、辛抱強さといった部分にも焦点を合わせることが必要だ。悪いパターンだけに焦点を合わせてしまうと、誰もがもっているよい面、人生の明るい面がかすんでしまうことになる。

ひとつのことに集中できる強い意志力は、肉体組織を修復するのに欠かせないが、誰もがもっているというものではない。自分を律することを学ぶよりも、人をコントロールするのに意志の力を使ってしまうことのほうがずっと多いのだ。自分の否定的な思考をコントロールしたいという願いより、それに依存することをやめたいとか、毎日運動する習慣をつけたいという動機で内面の意志を強くしようと思う人は多い。

サポート・プログラムは、心の傷から立ち直る手助けをするだけではなく、その人の強い面も称賛してあげるものでなくてはならない。人生に悪いパターンがあるからといって、内面にある魂が眠ってしまうわけではないし、ほとんどの人にとって、人生が悲劇の連続ということもない。よい面を掘り起こすことは、過去のネガティブな部分を洗い出し、水に流してしまうのと同じくらい効果的な癒しのプロセスなのである。

シーラが乳ガンという診断を下されたとき、彼女はただちに医療措置を受けるとともに、同じ病を抱える女性のためのサポート・グループに入った。参加した当初は、メンバーからの同情が、最近離婚したばかりの悲しみを表に出すのに大きな助けとなった。彼女自身、離婚を望んではいなかったからだ。別れた夫と何とかよりを戻したいと思う気持ちが、彼女の言葉を借りると、「生命力がどんどん流れ出ていく」状態にさせてしまっていたのだ。身体的にも実際そうだったし、象徴的な意味でも同じことがいえた。

サポート・グループは、絶望から立ち直ろうとする彼女を支えてはくれたが、それでもガンは進行していった。グループの何人かは、彼女がまだ結婚にしがみついているか、何かネガティブな過去に執着しているにちがいないと言った。それが何なのか、彼女にはどうしてもわからなかったので、私のワークショップに参加したのだった。

結婚が崩壊するまでは、彼女の人生はまあまあ幸せだった。「もちろん子どもやら何やらで、いろいろ問題はありました」と彼女も認める。「でも、みんな自然と解決していきました。子どもたちはもう大人になったし、とても愛情にあふれたいい関係になっています。経済的な苦労はしたことがないし、すでに亡くなった両親も、天寿を全うしたと思っています。別れは悲しかったけれど、しばらくしたら元気になりました」

これまでの人生をシーラが語るのを聞きながら、自分についてどう思っているかたずねてみた。当然私は、彼女が自分を卑下する人にみられる、さまざまな兆候を語るものと思っていたが、そうではないのに驚かされた。自分は親切でやさしく、頭も切れるし、人とのつきあいもうまくこなす人間だといつも思っていたと彼女は言うのだ。

だが、こうもつけ加えた。「でもいまはわかりません。自分をだましていたのかと思うくらいです。結局私はそんなにすばらしい人間じゃなかったのかもしれません」

彼女の自尊の念は非の打ちどころがなく、そのことだけでも、とても新鮮だった。しかし、話をしているうちに、彼女の全人格が私の目前でほころびはじめている、という感じがしはじめた。自分のことはもう好きになれないし、これまでのすばらしい自己像も、実はただのうぬぼれで、「真の自己」を避けて通るためのものでしかなかったと確信するようになっていたのだ。彼女は、結婚がだめになったのも、実はこのうぬぼれのせいかもしれないとまでほのめかすほどだった。

私のみるかぎり、シーラの病気と、どうしても自分では掘り起こせない痛ましい過去があったにちがいないという思い、それにだんだんひどくなっていく自己像が相まって、現実には結婚の崩壊よりも深いジレンマが生まれているという感じがした。なのに彼女は、夫が去ったのは、実は彼自身の抱える問題が積み重なった結果だったこともありえると認めず、離婚の深い悲しみをわざわざよみがえらせていたのである。つかみどころのないネガティブな過去の体験を探し求め、結婚がうまくいかなかった深い悲しみを優先させ、自分の健康を二の次としてしまうことで、自己像が、だんだんひどくなり、乳ガンが悪化するのを許してしまっていたかもしれないのだ。

シーラは別の道を選択すべきだった。つまり、「人生は一〇〇パーセント自分がコントロールしているものだ」というのは思い込みであると認識し、最終的には心の中からそのような考えを追い払ってしまうことだったのだ。

◉自己探求のためのチェックリスト

[1] 病気になるなんて、いったい自分がどんな過ちを犯したのだろう、といつも問いかけていないか。

[2] 自分の過ちを掘り起こすまでは、癒すことはできないと思うか。

[3] 過去の悪い体験のことを思いわずらうことがよくあるか。そうすることが、癒しをさらに深いものにしてくれると信じているか。

第五の誤解——本当に変わるのは不可能だ

最後にあげるこの誤解は、とくに人の力を衰弱させる。病気であろうとなかろうと、この思い込みは精神の内面で強い影響力をもっているからだ。変化は不可能だと私たちが信じる理由は簡単だ。誰ひとりとして変化を好む人はいないし、自分自身が変わることを好む人はいないからである。私たちはすべてが前と同じ、よく知っている状態のままがいいのだ。恐ろしいことに、最悪の状況でも同じなのである。「知らない悪魔より、知っている悪魔のほうがまし」と私たちは考え、変化というプロセスをみるときもこれと同じ視点でみる。

変化は片時も休まず起きているし、避けられないものであるにもかかわらず、ふつう私たちは、人生の変化が起きるのを何とか防ごうとするのに多大な努力を払うほうを好む。だが、癒しと変化とは、まったく同じひとつのもの、というのが真理なのだ。両者とも同じエネルギーでできているし、自分の生き方のなかの、どんな行動パターンやものの見方を変える必要があるのかよく考えないで、病の癒しを求めることはできないのである。変えるべき性向がはっきりしたら、そのパターンに対して何か手を打たなければならない。何らかの行動を必要とし、行動を起こすことは変化をもたらすのである。

依存することをやめたり、ボディ・ワークを日常的に行うことだけで、癒しをもたらすのには充分な変化だと、多くの人が自分に言い聞かせる。このような変化が治癒を助けるのはもちろんだが、はっきりいって、癒しを妨げている本当の問題に対しては、ほとんど何も貢献しないだろう。癒しには、外面的なものだけではなく、内面の変化も欠かせないのだ。自分に対して、「自分はいまの人生に満足しているのだろうか？　自分自身が必要としていることに充分な注意を払ってきただろうか？　それとも、他の人たちが必要なことばかりに気を使ってきたのだろうか？」と問いかけなくてはならないのだ。このような問いかけは、自分自身に意識を向けさせるだけではなく、人生の方向や、自分の本質さえも変えることを余儀なくさせる。このようなことが起きた時点で、ふつう内面の葛藤《かっとう》が始まる。自分の本質を変えることは結局無理なのだ、と自分に繰り返し言い聞かせるのである。そして自分にこう言う。「いつも自分はこうだった。これが自分という人間なのだ」「真の変化は不可能だ」という思い込みは、DNAと同じくらい内面深く根ざすものだ。すべてが、そして誰もがこの真実を証明しているように思えてしまう。人が変われないと信じている以上に、自分自身も変わりたくないからだ。人が自分の悪い性格を変えていくだろうという希望を抱いているときでさえ、そこまでの変容が実際にできるかどうか、疑いをもっているのがふつうである。

内面の深層に変化を織り込んでいくには、これまで直視するのを避けていた自分の内にある性格をしっかりと見据える必要がある。人格のなかに、自分ではまったく気づいていない部分があるというのもよくあることだ。自分で認めたくないからか、あるいは影の部分にあまり注意を払ってこなかったからだろう。理由は何にせよ、そのような部分と、とにかく一挙に直面しなくてはならない。これは生やさしいことではない。誰でも闇の部分に飛び込んでいくのはいやだし、恐れやネガティブな性向を白日のもとにさらしたくはない。

あるワークショップで、ルイザという四十一歳の女性が、卵巣ガンとの関係について話してくれた。彼女はまず、催眠療法のセラピストの助けを求めた。最初は、心を静めることができなかったために、催眠もあまり効果がなさそうにみえた。ある日セラピストが、次のセッションに来る前にマッサージを受けてきてはどうかと提案した。ルイザはこれを実行し、前よりは多少リラックスした状態でやってきて、意識の深いレベルに入ることができた。催眠状態で、彼女は老いていくことへの恐れについて語りはじめた。年をとるのは、美や性的な魅力を失うこと、つまりは女性としての力を失ってしまうことであると彼女は信じていた。老いは治療法のない病気であり、年老いた女性として、自分よりも若くて魅力的な女性を見るよりは、死のほうがましと全身全霊で思っている、と言うのだ。

トランス状態から戻ってきたルイザにセラピストがこの話をしてみると、彼女の反応はそれを真っ向から否定するというものだった。「どうして老いることを恐れる必要があるのですか? だって、自然な生命の流れですもの。誰もがみんな老いていくのです」

次のセッションで、セラピストは、美しい女性の写真がたくさん出ているファッション雑誌を見せた。そして、モデルの美しさについて意見を求めた。ページをめくるごとに、ルイザは落ち着かない様子を見せはじめ、お化粧の下は、みんなごくふつうの女性よ、と言うのだった。セラピストが、ルイザ自身がそのような美しい女性になった人生を想像するように言うと、緊張はにわかに高まった。そんなことはまったくわからない、と彼女は言う。次にセラピストは、ここに出ている女性たちは、年齢を重ねていくことを恐れているでしょうか、とたずねた。

「もちろんですよ」とルイザ。「恐れない、なんて無理です。顔が財産なんですから。それがなくなれば、キャリアも人生も終わりよ。年とった女を求める男なんていませんからね」

「その言葉で、あなたは実は自分のことを語っているのよ」とセラピストは言った。「そのことに気づかなくてはだめ。この恐怖は心の本当に奥深くにあって、女性としての身体が老いるプロセスに許しがたい反感をもっているために、あなたは女性性そのものを表す臓器を破壊しているのです」

ルイザは、自分の病気と、この「想像の産物」である老いの恐怖とは何の関係もありません、と言い張った。彼女からみれば、ガンは仕事のストレスの結果か、ただ運が悪いだけだったのだ。この危機について、何か別の解釈がないかと考えることさえできなかったのである。彼女にとって、視点を変えるというのは不可能だった。人生を変えるのも、自分のイメージを変えないですむ範囲までしか許すことができなかったのである。

これと対極にあるのが、内面の変化は可能なだけではなく、いわばひとつの冒険と思うことができて、とくに多少のユーモアのセンスをもっていればなおさら楽しいと考えられる人たちだろう。皮膚ガンを何とかしなければならなかったリンダという女性は、一緒にいてとにかく楽しい人で、ユーモアと温かさに満ちあふれている。彼女は自分の癒しを冒険と考えることにした。彼女はこう言う。「ずっと前から探検旅行をしてみたかったんだけど、まさか自分の内側に行くことになるとは思わなかったわ!」

リンダは、どんなものであろうと、どんな種類の治療法でも受けいれる開かれた心をもっていた。さまざまな可能性を調べた彼女だったが、その過程でセラピストであり、瞑想の先生でもあるひとりの男性と出会った。週一回のペースでセッションは続けられ、彼女が言うには、「表に出かけないときは、自分の内側に入っていく」という生活が続いた。セラピーの一部として、リンダがまず瞑想状態に入り、それから質問に答えるように指示した。一〇〇パーセント協力する態度になるよう、リンダは詩をひとつ書き、リラックスして瞑想状態に入る前に、数回これを復唱するのだった。「内に入り、自分を癒す。戻ってくるのは、健康を取り戻した私」

彼女はこう語ってくれた。「やらなければならないことだとわかっていましたから、抵抗するよりは、すすんで協力したほうが自分のためになると思ったのです。誰かと親しくなるのを恐れているとは露ほども思ったことはありませんでしたが、実はそうだったんです。それに、狭い空間に対する恐怖症があることがわかりました。鍵のかかった部屋から出られないのではないかという恐怖です。とにかく外にいるのが大好きなのはこのせいではないかと思います。おかげで日光に当たりすぎたのもよくなかったのでしょう。セラピストは、この二つの恐れは、どちらも『近づく』ということに関係していると指摘してくれました。いまは、密閉された部屋にいるときには自分に話しかけることにしています。もう怖くないんだと自分に言うのです。そして、何か他の恐怖がどこか自分の内面に隠れていたら、どうぞ出てきて顔を見せて、とも言います。もう何が来ても大丈夫ですから」

自分自身を変えることを冒険ととらえるという、リンダのこのユニークな考え方は、珍しいものかもしれないが、癒しについてあまり深刻に思い詰めないアプローチをとるという、ひとつのポジティブな選択肢を示している。

ラリーという男性は、偏頭痛や高血圧、それに潰瘍《かいよう》とまで闘っていた。あるとき、彼の言葉を借りれば、「あっちこっちがどんどん悪くなっていく身体」に生きるのは、もうどうしてもがまんならないというところまできてしまった。身体は「肉体のスラム」と化し、自分が「近代化の必要な封建制度の領主」のようになってしまったと感じはじめたのである。

ラリーは、身体、精神、感情、それに霊性のすべてをカバーする治療プログラムをつくった。だが、体内にある毒の核の部分にあると自分でも感じていた感情面にいちばん焦点を合わせた。私が、ラリーのケースがおもしろいと思ったのは、女性がするような「make over」と呼ばれる方法をとった数少ない男性のひとりだからだ。癒しのプロセスの一部として、自分の感情面の弱さ、あるいはそこに欠けているものを理解しようと、彼は女性の友人やこれまで恋愛関係のあった女性たちに会い、一人ひとりに対し、彼のことをどうみているか、自分の感情をどれだけ表現できていると思うかを聞いた。

次に彼はセラピストのところに赴くと、自分の性格について女性たちが遠慮なく語ったことのリストを手渡したのだ。このなかには、自己中心的、まわりへの思いやりの欠如、すぐに爆発する短気な性格、まわりよりも自分に注意をひくためにものごとを誇張する傾向などがあげられていた。女性に自分の姿がどう映っていたのかを知ったショックをまず乗り越えると、彼はセラピストとともに、問題に立ち向かった。

「最初は、まるで頂上のない山をいつまでも登っているような、そんな気持ちでした」と彼は言う。「あるいは、底なしの穴を掘っていたような、とでも言いましょうか。女性たちが私について語ったことについては、本当に恥ずかしいと思いました。それはまず認めなくてはなりません。もし同じようなことをもう一度やるとしたら、ショックを和らげられるように、少なくとも何かよい面、別に何でもいいですから、とにかくいいことも言ってほしいとお願いするでしょうね。いずれにせよ、セラピストから、子ども時代のことを思い出してみて、自分の自己中心的な性格の源を見つけるよう言われました。自分がいつも親の関心をひこうとしていたと気づいたのはそのときでした。たくさんの愛情を与えてくれたし、いつも関心をもっていてくれたのに、それでも物足りなかったのです。つねに与えられている以上を求め、大人になってもこのニーズはそのままでした。自分は相当ひどい人間だな、と思うようになってきた、とまでセラピストに言ったときもありましたよ。でも、彼女はただ、それは正しい道を行っている証拠よ、と笑っただけでした。あの言葉の意味はいまでもよくわかっていませんが、とにかく彼女とのセッションは続けました」

熱心さと、恐れを知らぬ自己探求のおかげで、ラリーは自分の身体の緊張がどんどんほぐれていくのに気づいた。偏頭痛がすぐに治まることはなかったものの、血圧は正常に戻り、潰瘍は治りはじめた。偏頭痛に対処するため、セラピストは彼にバイオフィードバック法を教えた。手を温めることに意識を集中させると、脳への圧力が軽減する傾向があることから、偏頭痛には効果的といわれている方法だ。

「セラピーを通じて内面にいろいろ働きかけながらも、同時に私は、たとえそれが健康を保つためだけの目的だったとしても、とにかく以前と違う人間になりたいと思っていました」。ラリーは最後にこう語ってくれた。「まあ、その決心も自己中心的といえるのかもしれませんが、別にかまいません。いい結果をもたらしたのですから。デートしたり、友達と出かけたりしても、もう自分のことばかり話したりしなくなりました。相手のことをいろいろ聞いて、いい聞き役になるよう努力したのです。最初のころは、この新しい自分をすごいと思ってもらおうという気持ちだったのですが、やがて、実際に自分が人の話に関心をもっているのに気づきました。そして何よりも、この新しい自分がとても気に入ったのです」。驚くことではないが、ラリーの偏頭痛は治り、他の症状もなくなっていった。

ラリーが自分の性格に責任をもって対処しようとしたことに、私は深い称賛の気持ちを覚える。彼は自分の内面にあるものをまったく恐れなかったように思える。多くの人がとても直面できないと思う意見すら、求めることができたのだ。どんなに大きな障害があっても、ラリーは目標に向かう道からそれることはなかった。偏頭痛を治すということは、ガンを治すのに比べれば小さな変化だろうが、どういうアプローチをするかという点では、おそらくラリーにとってあまり変わりはなかったのではないだろうか。どんな病気であっても、彼は克服できただろうと私は思う。少なくとも、病気にとって手ごわい相手となったことは間違いないだろう。

◉自己探求のためのチェックリスト

［1］変化を起こすべく行動するよりも、その変化について考えていることのほうが

多いか。
［2］変化とはエキサイティングな冒険ではなく、面倒で気分が沈むものだと想像していないか。
［3］変化が起きると、人生のコントロールがきかなくなり、混沌《こんとん》状態になると思うか。

これまで五つの誤解をあげてきたが、どれひとつとして信じていないという人には、まったくといっていいほど会ったことはない。これらの誤解は、あまりに広く蔓延《まんえん》しているため、自分を切り離し、そこに付随する思考パターンや行動パターンから抜け出すには大変な努力を必要とする。でも安心してほしい。これはひとりだけで歩む道ではないことを知ろう。その道はあなたが想像するよりもずっと多くの人で混み合っている道であり、そこにいる仲間たちも、おそらくあなたと同じような困難を感じているはずだ。始めの一歩として、この章で述べてきた、ポジティブな方法をどれか試してみよう。そして、癒しを支える役割をし、大事な内面の変化を生むのに役立つと思われる他の方法を加えていけばよい。

途中で必ず感じるであろう絶望や疲労感を恐れてはいけない。いつでもポジティブで強い人間でいられる人はいない。最善の状況下でさえもそうだ。本を読むと、癒しなど実に簡単にできるように書かれている。精神状態を変え、ポジティブになり、行動を起こして、正しい食生活をしなさい……。それほど簡単ならどんなにすばらしいだろう。だが、そうではない。何度も何度も自分の内面を見つめて、自分の信じ込んでいる誤解と対峙《たいじ》し、そこにある恐れや悪いパターンを追い払わなければならないだろう。これは、癒されたあとも実践していかなくてはならないことだ。病気が自分のせいでなかったとしても、内面を見つめ、病気と対面することを学び、そこに意味を見いだすとともに、共に生き、そのプロセスを通りすぎて、癒していかなければならないのだ。自分の内面しか見つめるべき場所はないではないか。自分自身の内面にさらに深く入っていくしか、私たちに選択の道はないのである。よく使われる表現だが、外に抜け出す道はただひとつ——逆に内側に入っていくことなのだ。

五つの誤解の根底にある恐れにふれ、それをなくしていくための道は病気しかない、というわけではないので安心してほしい。ただ、最も有効なもののひとつなだけである。人生そのものも、このような誤解の中を通りすぎていく旅であり、キャリアの危機、結婚の崩壊、あるいは愛する人との死別などを通し、途中のさまざまな段階で私たちは何度も同じ恐れと対決することになる。これは、突然の成功でもありえることだ。たとえば、友人が自分をうらやむようになり、友として捨てられてしまうのではないかという恐怖で満たされてしまうこともある。人生のあらゆる体験は、私たちを自分の内面へと引っ張っていく。なぜなら、成功しても失敗しても、自分は前よりもよくなっているのか、それとも悪くなっているのかを私たちはいつも自問し、自分のどこがいちばん影響を受けたり、変わったりしているのだろうかと考えるからだ。

病気は、人を内面に向けさせ、自分自身のことについてもっと意識するように要求するのである。

第三章

チャクラ、星座の時代、力の形態

ここ数十年にわたり、治癒に対する見方や考え方は驚くほどの変化を遂げてきた。これをどう消化し、どうやって日常生活に取り入れていくのかということは、誰にとってもむずかしい課題だろう。視点を変えてこの変化を眺め、流れをたどっていくのを多少なりとも容易にしてくれるひとつの道は、そこに至る大きな歴史的展開という背景からみてみることだ。私は、歴史を物質的、技術的な進歩だけではなく、霊性の進化というレンズを通してみようとしたこともあるので、ここで簡単にチャクラの概念から人間の気系をみてみようと思う。この見方は、癒《いや》しに関する私の考え方の根幹をなしている。さらに、西暦二〇〇〇年に始まる水瓶座《アクエリアス》の時代へとつながる歴史の中で、各時代を象徴する星座と、その時代に発達した人間の心理的・霊的な力との関係を調べていきたい。

【図表：気・身体・精神の関係】

チャクラ	身体系、臓器	精神、感情面の問題	身体の機能不全
1	身体の構造部分 背骨の底部 脚、骨格 両足、直腸 免疫系	家族、集団の安全 物理的生存に必要なものを提供する能力 自分自身のために立ち上がる力 安心感 社会、家族の掟、法と秩序	慢性の腰痛 座骨神経痛 直腸腫瘍／ガン うつ病 免疫系の疾患
2	性器、大腸 脊椎下部 骨盤、盲腸 ぼうこう 臀部	非難、罪悪感 お金、セックス 力、支配 創造性 人間関係での倫理、尊厳	慢性の腰痛 座骨神経痛 産婦人科系の問題 骨盤の痛み 性能力 尿器系の問題
3	下腹部、胃、小腸 肝臓、胆のう 腎臓、膵臓、副腎 脾臓 背骨の中心部分	信頼 恐れ、脅迫 自尊の念、自信、自分や人を大切にすること 決めたことに対する責任 批判への反応、個人の尊厳	関節炎、胃潰瘍 十二指腸潰瘍、大腸系の問題 膵臓炎、糖尿病 慢性、急性の消化不良 過食症、拒食症 肝臓の障害、肝炎 副腎系の病気

4	5	6	7
心臓、循環器系 肺、肩、腕 あばら骨、乳房 横隔膜 胸腺	喉、甲状腺、気管 首の骨、口 歯と歯ぐき、食道 上皮小体 視床下部	脳、神経系 目、耳、鼻 松果体 脳下垂体	筋肉系 骨格系 皮膚
愛と憎しみ 拒絶感、反感 悲しみ、怒り、自己中心性 寂しさ、コミットメント 許し、慈しみの心 信頼、希望	意志、選択の力 自己表現、夢を追うこと、創造力 中毒症 価値判断、批判 信心、知識、決断力	自己評価、真実 知性の力 人の考えを受けいれること 経験から学ぶ力 感情の成熟度	人生に対する信頼、価値観、倫理、勇気 人道主義、自己犠牲の精神 大きなパターンを見る力 信心、ひらめき 霊性、献身
充血性の心臓疾患 心筋梗塞、心臓肥大 喘息、アレルギー 肺ガン、気管支炎 背中、肩の痛み 乳ガン	慢性の喉の痛み 口唇性の潰瘍 歯ぐきの障害 一過性の下顎の関節の問題 脊柱側曲、喉頭炎 甲状腺障害	脳腫瘍、脳出血 神経系の障害 視覚、聴覚障害 背骨全体の障害 学習障害 ひきつけ	気の障害 神秘家のうつ状態 身体の障害とは無関係の慢性疲労 光、音などの環境要素に極度に敏感になる状態

【図表：チャクラと身体の位置】

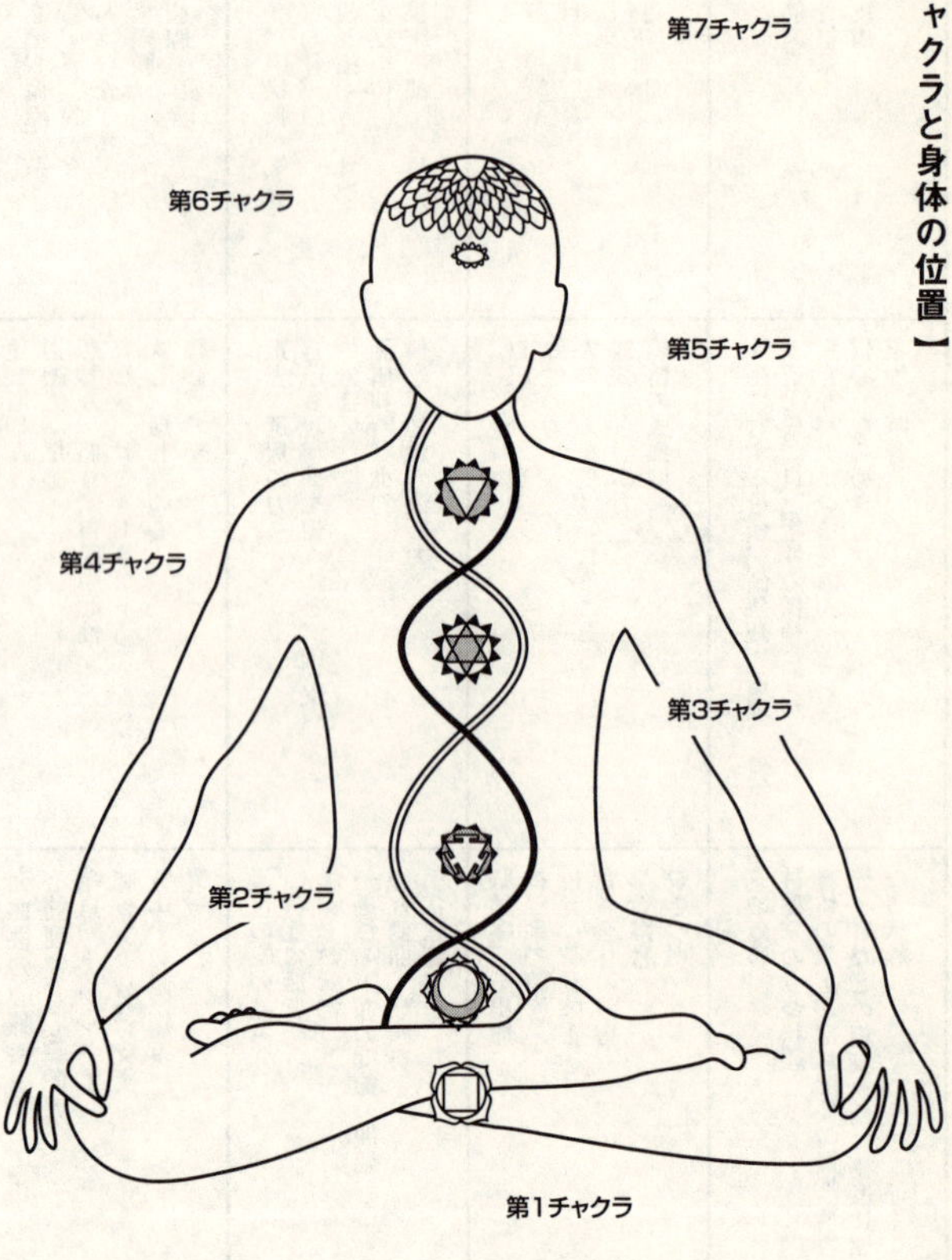

チャクラ

チャクラの知識はもう何千年にもわたって存在してきたものだが、それが西欧に伝わり、詳細が多少なりとも明らかになったのは過去一世紀のことだ。ヒンドゥー教、仏教の形而上学《メタフィジックス》の知識体系によると、チャクラとは、肉体と共存している微細なエネルギーの次元である幽体《アストラル・ボディ》に存在する、力の中心を表すポイントである。チャクラはまた、身体と霊が相互につながるポイントでもあり、ヨガなどの高度な実践を通してこれが浄化され、開かれると、この道に熟達した者を覚醒《かくせい》へと導くことができるという。しかし、理由ははっきりわかっていないが、チャクラが自然に開いていく人もいる。その姿は、蓮《はす》の花や、回転する輪として描かれることが多い（サンスクリット語で「チャクラ」とは輪、あるいは円を表す）。それぞれのチャクラは、おおむね身体のある位置と対応している。

第1チャクラは、肛門と性器との間に位置し、身体と霊の生命エネルギーが座している場所で、ちょうどとぐろを巻いた蛇のような形をしている。ヒンドゥー教の教えでは、巻いている蛇（つまり生命力）をほぐし、解き放っていくプロセスをクンダリーニ・ヨガと呼ぶ。第2チャクラは、性器の根の部分に、第3チャクラは太陽神経叢《そう》に当たる部分（みずおちのあたり）にあり、第4チャクラは心臓のそば（身体の中心か、あるいは右より）、第5チャクラは喉《のど》の位置に、第6チャクラは眉間《みけん》のやや奥の部分(第三の目と呼ばれているところ)、そして第7チャクラは頭頂部にあるが、脳の松果体《しょうかたい》に対応している。このチャクラは、サンスクリットの「千」を意味する言葉、サハスララ・チャクラと呼ばれ、覚醒を象徴する「蓮の花の千枚の花びら」を表している。さらに、肉体から離れたところ、オーラの場の上部に存在する第8チャクラもあるが、このチャクラについての話は第七章までとっておきたいと思う。

西欧の人間で、こういった東洋の形而上学的な考えや用語にあまり慣れていない人は、チャクラをあらゆる種類の情報が刷り込まれたコンピュータと考えたほうがわかりやすいだろう。コンピュータのハード・ディスクと同じように、チャクラも回転しながらデータを蓄積したり、逆にそこから同じ情報を出してくることもできる。この一つひとつのエネルギーの集積ポイントは、肉体や霊体に必要な、はっきり特定できる波動のエネルギーと共鳴するようになっている。東洋の考え方によると、宇宙の生命力は頭のてっぺんから肉体に入り、チャクラを通って流れながら、それぞれのチャクラで、身体と霊体の発達に欠かすことのできない、明確に異なる七つのエネルギーを与えていく。そして、逆に上に向かって各チャクラを流れていきながら、個人としての気づきや洞察、それに宇宙とのつながりの感覚を伝えていくのである。

すべてのチャクラは本来、私たちの霊的、身体的な成り立ちの一部をなしているのだが、人類の精神的・霊的な進化の過程では、その段階、段階に対応するチャクラに対してのみ、一〇〇パーセントアクセスできるようになっていったのではないかと私は考えている。同様に、一人ひとりが乳幼児から大人へと成長していく過程においては、チャクラを下から順に起動させ、そこにあるエネルギーと、隠された霊的な学びを呼び覚ましていくのだ。以下にあげるのが、第1チャクラから順に、それぞれのチャクラと関連づけられる信念体系や行動パターンの一部を簡単に述べたものだ。

第1チャクラ――このエネルギーの中心点には、血縁のある家族、それに成長の初期段階の社会的環境にいちばん強く結びついた信念や行動のパターンが内在する。第1チャクラのパターンを識別できる明白な特徴は、それが集団の思考のかたちであるということだ。宗教や民族、文化、社会から、あるいは企業、政治、家族などの慣習から発生したものであれ、この特徴は共通している。信念や行動パターンを通じ、集団を構成する者に対して、集団を支配すること、あるいは集団の中で権威をもつ人物に支配をゆだねることを教える。そして、霊的なレベルからみたこのチャクラの課題とは、「物質的な世界とどう折り合いをつけるか」ということである。

第2チャクラ――焦点は、集団から一対一の関係のコントロールへと移る。第2チャクラのパターンとそこでの学びは、性的な関係、友人関係、仕事や経済的なパートナーシップ、その力関係など、状況を自分の思うとおりにしたいという気持ちが出てくるような一対一のかかわりに最もよくあてはまる。思いどおりにするというパターンには、当然ながらよいかたち、悪いかたちで表現された行動がある。一対一の人間関係を自分の思うとおりに動かそうという問題は、誰でも一度は人生で直面しなければならないものだ。みな、自分の波動や身体に悪影響を与えるようなコントロールのパターンを必ず体験するのである。

第3チャクラ――このエネルギーの中心点は、自分自身についてもっている信念のパターンといちばん強くつながっている。外面的な姿、知性、体力、技能などのすべて、運動からダンス、キルトをつくる能力まで、あらゆるものがこの中に入る。端的にいえば、このチャクラは自尊の念の中心であり、そこにある霊的なレベルからみた課題は、「自我の成熟に関するもの」だ。

第4チャクラ――人体の「心の中心《ハート・センター》」は、愛、やさしさ、嫉妬《しっと》、怒り、そして憎悪など、すべての感情の発する場所である。心臓のチャクラは、すべてのチャクラのうちで最も強い力をもつといわれている。何かを創造する、あるいは破壊する権限をすべてもっているからだ。このため、この心のエネルギーをマスターするのが、やはりいちばんの難関といえるのかもしれない。心のエネルギーが集団の力で操られていれば、その人の感情的な絆《きずな》もそれだけ限定されたものとなる。第4チャクラでの霊的なレベルからみた課題は、「慈しみの心、許すことの大切さ、そして意識して愛する意味を学ぶこと」だ。これは「無条件の愛」という言葉で語られ、心を、隠れた意図のない、普遍的な善の手段にしてくれる。隠れた意図の存在は、人を操り支配する行為へと、愛をおとしめる。

第5チャクラ――第5チャクラは人間の意志の力の中心であり、ここから私たちは自分の真実を語る。人間の下す選択は、その一つひとつが変化を引き起こす力をもっている。自分だけの選択などというものはありえないということを意識すればするほど、意志のインパクトは大きくなっていく。このチャクラのレベルからみた霊的な課題は、「意志の力を強めるとは、私たちの社会がふつう考えがちなように、自分の意志を他者にどれだけ通せるかではなく、自分自身をどれだけコントロールできるかだと理解すること」にある。私たちの一つひとつの思考は、どれも神の恩寵《おんちょう》をもたらす行為か、あるいは人を傷つける武器となりうる。意識して自己を律し、コントロールするということは、この真理にしたがって生きることを意味している。正しい思考は正しい言葉へ、正しい言葉は正しい行いへと私たちを導いていく。自分にいいエネルギーが戻ってくるような思考へ、生命力を意識して向けなくてはならないのだ。この法則は、病気に立ち向かっているときにはさらにその重要性を増す。とくに、代替療法の範疇に入る治療法が効果的な結果をもたらすためには、意志と心の方向性が一致していることが欠かせない。この意志の力なしには、視覚化など内面にはたらきかける療法もただの甘い白日夢程度の力しかもつことができず、肉体に変化をもたらすような強い力を生み出すことはできないのである。

第6チャクラ——このチャクラは知性の力を司（つかさど）るエネルギーの中心であり、意識の中核として、きわめて強い力をもっている。霊的な道によれば、現実とは私たちの目の前に存在するものではなく、目の奥、つまり意識の内にあるというのが真理であり、このチャクラが私たちに投げかける霊的なレベルからみた課題とは、「存在と意識の深いレベルをもっとよく知るべし」ということだ。大切にしてきた信念について、一人ひとりが繰り返し考え直すことを迫られていく。自分の信じていたことが、実は意味のないものだったことに気づき、それとは別の、真実により近い考え方を学ばなくてはいけなくなるときも出てくるだろう。第6チャクラには、最高のメリットにも、逆に最大の障害にもなりえるひとつの本質的な特性がある。プライドと判断力だ。これをよい方向に使えば、賢い行動へと私たちを導いてくれる。悪い方向、影の部分が顕現すれば、尊大でシニカルな態度へとつながる。第6チャクラの霊的な学びは、洞察と直観に関するものであり、目に見えるものを超えたレベルを見ていくということだ。

第7チャクラ——このチャクラのエネルギーは、私たちを磁石のように天に向かって引きつけ、神なるものの視点へと向かわせる。希望、そして信じる気持ちを私たちに与えてくれるのだ。これは、よく私が「神の恩寵の銀行口座」とか、「細胞レベルの銀行口座」と呼ぶもので、祈りをはじめとする、霊的な道の探求に伴う行為がつくり出す波動が蓄積される場所でもある。また、霊的な意味での良心ともいえる。本人が意識しようとしまいと、神とともにあることを求める部分であり、人生にはただ物質的に満たされる以上の何かがあるのだと思い出させてくれる。このチャクラを流れるかすかな神なる存在の、かすかな波動を意識することを身につけられれば、それは人生を変えるほどの力をもつ霊的レベルでの問いかけを生み出す。自分はいったい何のために生まれてきたのか？　真理とは何か？　人生の深い意味とは？　自分はそれを見つけられるのだろうか？　このような問いに耳を傾け、答えていくことを怠ると、不安感やうつ状態などにつながる場合もある。

時代を象徴する星座

個人の霊的な本質が、ひとりの人間の人生で徐々に発達していく様子は、時代の移り変わりを通して人類の霊性が発達してきた過程にも映し出されている。広く受けいれられている生物の進化の法則によると、種は、ある間隔をおいて飛躍的な発達を遂げることがあるという。私は、人類の精神的、霊的なレベルでも、過去四千年から五千年の間に、これと同じような劇的な進化が数回にわたって起こってきたと考えている。だが、チャクラの成長に関する私の理論も、立証可能な科学的事実よりは直観にもとづいているため、ここでいう飛躍も、人間の霊的な進化を比喩《ひゆ》的に表現したものと考えたほうがわかりやすいかもしれない。それだけでなく、新しい千年紀に入ろうとしているいま、私たちは、さらに大きな霊的な発展の一歩を遂げようとしている真っ最中ではないかと私は考えているのだ。

占星学で規定する時代は、二〇〇〇年をひとつのサイクルとしている(厳密な占星学の用語でいうと、ひとつの時代は、春分の日の夜明けに、太陽がその星座の司るとされる天空三〇度の角度に入るときに始まる)。歴史的にいちばん近い三つの星座の時代をあげると、およそ紀元前二〇〇〇年からキリストの生誕までの牡羊座の時代、いままさに終わりを告げた現代の魚座の時代、そして、始まったばかりの水瓶座の時代は、西暦四〇〇〇年前後まで続くとされている。

これから始まろうとしている新しい時代の意味、そこに待ち受ける課題を理解するためには、まずこれまでがどんな時代だったのか、そしていま私たちはどこにいるのかを理解しなければならない。

牡羊座の時代——集団の力

天空の一二の星座は、どれも、火、土（大地）、風（空気）、水の四大要素のひとつと関係があるとされる。牡羊座は火の星座であり、火は行動を起こすことと関連づけられる要素だ。牡羊座の特徴とされるのは、創造性、リーダーシップ、忠誠心、やる気、そして何か新しいことを始める力などだ。

この星座のもとで生まれた人たちは、生まれつき「やればできる」という態度をもつ。同族集団の文化が形成されたのは牡羊座の時代であり、生存していくために、人間の意識の対象は同族の集団の形成へと向けられていた。目標は集団を強化し、物理的な意味での力を強め、外的な要素を支配していくことにあった。内面にある感情や心理を見つめるのではなく、外からの難題を何とかすることを学ぶ時代だったのである。

牡羊座の時代、同族意識は高度なかたちへと発展していったが、これはギリシャ、ローマ、そしてエジプトなど、その時代の文明に共通してみられた現象だ。同族意識、さらに、単にひとつの親族や部族ではなく、ひとつの民族集団への帰属意識が顕著に表れるようになった。牡羊座の時代と同族意識のテーマとは、外的な環境の征服と支配である。自然科学、法、それにローマ文明が張りめぐらした道路網でさえも、この同族意識の産物である。

この時代の集団の法は、人々の行動を支配するためにつくられていた。聖書の「出エジプト記」でモーゼに授けられた十戒は、食べ物から性道徳、そして家族に対する責任まで、同族集団に対して負うべき責任を規定している。これらの規範は、第1、第2、第3チャクラの意識パターンに対応しているものだ。つまり、家族、お金、力関係、セックス、それに自尊の念などと方向性が最も一致しているのである。今日でも、中東や地中海周辺に散在する部族文化では、名誉、あるいは恥ずべき行動に関する規範を重要視するという慣習が温存されている。

ヘブライの法は、嫉妬や復讐心《ふくしゅう》を抑え、正義こそ第一に必要なものと考えた。これらはみな、最初の三つのチャクラにかかわるものばかりである。今日でさえも多くの人々は、理性ではなく同族の「腹」のレベルで、神はよい行いには経済的な報いを与え、悪い行いは同様に罰するものだと信じている。

人類が自分の霊的な力をより強く意識するようになるにつれて、人間は神についての概念のレベルも上げていった。意識の拡大が、自分の内面にある神性、力、そして人間性についてのイメージの大きな広がりへと導いたのである。それでも、私たちが同族意識のなごりを克服できるのはまれなことだ。人の内面で、理性的に、象徴的にものごとをみるのではなく、本能的に反応してしまう部分のことである。

このような傾向は健康にも深刻な影響を与える。嫉妬、強欲、敵《かたき》をとってやりたいと思う気持ちなど、低いレベルのチャクラにかかわる問題は現代においても、健康を失い、癒せなくなる最大の精神的な要因のひとつである。他人に嫉妬してはならないと、どんなによくわかっていても、私たちは腹のレベルで感じる嫉妬心を止めることはできない。第6チャクラに与えられている力である理性も、同族意識のもつはたらきにはかなわないことがしばしばあるのだ。

そればかりか、私たちは、神に語り、神が耳を傾けてくれるためには、何か犠牲を伴う対話を交わさなければならないという思い込みにからめとられている。ワークショップ参加者のある女性は、娘がガンだとわかると、ただちに、肉、その他いくつかの食べ物を断ったという。このような行動が「神を動かし」、娘を治してくれることを願ってだ。この女性は、人のために捧げる祈りだけでは力が足りない、祈りに強さを与えるために、何か物理的な行動をとらなければならないと思ったのである。同族意識は、まさにそのような行動を要求するものであり、彼女のアイデンティティは、「家長」という役割がそのすべてであったのだ。彼女は公の場で祈りを捧げ、家族を代表する行為を行った。集団のリーダーとして、全員を代表する「声となった」のである。願を掛けたとしても、きちんと守れる者は自分以外誰もいないのだから、犠牲を払うことを申し出るのは自分しかいないと思っているとさえ漏らしていた。

血縁集団の責務には、すべての新メンバーに、集団の基準と法にしたがい、生存していくための技能を教えていくということがある。物理的に、あるいは経済的に生き延びていくためには、外部の世界での生活さえも集団が管理していく必要がある。大人としてきちんとした人生を送るための準備では、責任を学ぶということが重要視される。だが私たちは、集団から受け継いだものをふるいわけ、いいもの、悪いものを区別していかなければならない。霊的な成長のプロセスは、よい方向に向かわせてくれるものを残し、そうでないものを捨てていくという課題を与えてくれるのである。

企業や社会的な組織を含め、あらゆる種類の集団を司るのは、かなり薄められたかたちではあっても、生存していくための教育の規範である。血縁集団と異なり、社会集団には新しいメンバーを無条件で受けいれるという責務はないが、その集団の生存、そして集団内での生存に欠かせない規範や術《すべ》を新メンバーに教えていくという倫理的な不文律がたしかに存在する。この術には、服装や振る舞いに関する規範や、内にある上下関係にしたがうことが含まれている場合が多い。新しいメンバーが適切な行動をとろうとしないと、その人はずっと部外者として扱われ、いずれそこを去り、自分がとけ込むことができて、力を分かち合える別の集団を求めていくのである。

根本的な生存の他に、集団の力には別のプラス面がある。忠誠心や、倫理、尊厳が醸成されるのだ。そのような資質が欠如している今日の社会は、危険をはらんでいる。現代の子どもたちの多くがまったくの機能不全に陥っているのは、家族にあるべき道徳的な基盤も尊厳も欠けてしまっているからである。誰を頼ればいいのかわからない子どもたちは、たとえばギャングの一団に入ることもある。少なくとも、そこには人としてのあるべき生き方の規範らしきものがあり、一定の儀式も存在しているからだ。しかし、集団への忠誠心は、いかなるときもそれが集団に向けられていなければならない、という危険性がある。自分自身に忠実になるということは、集団の優先順位としてはかなり低いほうになってしまうのである。

集団の同族意識はもう超越した、とどれだけ信じたくても、その一部はまだ私たちの内面で強い力をもっている。同族意識をもちつづけることが健康にもたらす影響をあなどってはならない。象徴的なものの見方でいうと、免疫系が肉体に対してもつはたらきは、同族意識が集団に対して果たす役割とまったく同じなのだ。つまり、害をもたらす可能性のある外的要因から守る、ということである。同族主義は、第1、第2、第3チャクラと共鳴し、迷信的な恐れを通して体内に発生するストレスは、これら三つのチャクラとつながる身体の部分にも害を及ぼす。免疫系、性器、大腸、膵臓《すいぞう》、胆のう、肝臓、脚、大腿《だいたい》部などがこれにあたる。逆に、血のつながった家族との健全な関係は、感情面でも心理の面でも強い力となり、一個の人間としての力を得て個人として成長するという、次のレベルに向かうためのしっかりとした基盤をつくり出してくれるのである。

魚座の時代――個人の力

魚座は水の星座であり、占星学において水は、感情と内省に関連する要素だ。約二千年前に始まった魚座の特徴は、感情を中心とする意識、直観的な思考、そして二元主義的な視点である。魚座のシンボルの「反対方向に泳ぐ二匹の魚」は、より高度な選択肢、より複雑な思考過程を象徴する。

同族意識のもとでは、個人は、結婚相手から自分の職業まで、重要な判断は集団に任せていたし、いまでもそれは一部続いている。だが、魚座の時代に現れた「個人の選択」は、まったく新しいパラダイムの登場を告げるものであり、それに伴って「個人の力」という新しい視点が出てきたのである。

魚座の時代に登場したこの新しい個人の力を何とかまとめていくためには、個人の感情と精神の支配する領域を、それまでにないほど明確に区別し、定義しなければならなかった。今日では、私たちはこれらの定義を、単純化されすぎたイメージ（ステレオタイプ）とみがちだが、個人レベルでも、世界的なレベルでみても、まだまだ強い力をもっているというのが現状である。以下にあげるリストがこのいくつかの区別の例をあげている。

男性性のエネルギー	女性性のエネルギー
西洋文化	東洋文化
国家	教会
科学	宗教
親	子ども
理性	直観
知性	心
身体	魂
攻撃性	受容性
外的支配	内面のコントロール
独立性	依存性

魚座の時代、人類は同族集団意識を脱し、自己の発達へとつながる長い進化の旅を始めた。ある程度は集団の影響下にありながらも、個人が集団とは別のアイデンティティをつくり出すことができるようになったのである。また、魚座の時代に発達した文化は、自己が発見できるものすべてが伸びていくよう奨励した。その最たるものが科学と医学である。

人間の知性の発達が最も重要視され、同族意識の核にあった迷信的な面に対するいちばん強力な武器となって、やがてそれが啓蒙《けいもう》思想運動へ、さらには非宗教的な人間を中心とする今日の文化へとつながっていったのである。魚座のエネルギーのおかげで、人間の理性の力と感情のエネルギーは、それまでよりもずっと大きく発達することを許されたのだった。

魚座の時代の西洋文化の歴史は、個人のもつ力が、一歩ずつ進歩してきた過程を象徴している。これが最も目覚ましい飛躍をしたのが、おそらくルネッサンス時代であり、個人の芸術家の才能が、基本を学んだ「学校」という集団、あるいはマスターの工房などをはるかに超えて開花した。ミケランジェロ、ラファエロ、レオナルド・ダ・ヴィンチなどが先頭に立ち、力のシフトを告げたこの時代、その絵を描いたときに在籍していた学校の名を入れるのではなく、キャンバスに自分自身の名前を署名する個人としての芸術家が登場した。芸術家、作家、あるいは音楽家（あるいはその三つすべて）としての個人が誕生したのである。

東洋の文化は、仏陀《ぶっだ》の誕生によってこのエネルギーの中に入った。仏陀が誕生したのは紀元前五〇〇年ごろで、牡羊座の時代が四分の三ほど終わった時代のことで、仏教には明らかに牡羊座のエネルギーの特徴があった。

仏陀の教えは、暴力を行使したり、物質的な富を蓄積したりして自我を守ろうとしても、それは苦しみを増すだけだと強調する。このような教えは、牡羊座の時代の生存競争を核とした精神構造の土台を弱体化させた。魚座の時代より以前には、人は自分の同族集団以外の、血縁のない人間などかまうことはなかったし、とにかく生存することがいちばん大きな目的だったのである。

仏陀はまた、個人の成長について、それまでの意識よりも高次の学びを人類にもたらした。「個人の力」とも呼べるこの教えは、人間の霊的な進化における次の段階を象徴していたが、他の人間への思いやりという最も崇高なかたちを達成するには、魚座の時代の始まりを待たなくてはならなかった。人間の意識という観点からみると、血縁部族の一員ではない人間に対する慈しみの心をもつようになったというのは、生命そのものの価値が認められたということを象徴していたのだ。

また、キリスト教の時代の訪れは、人類の心が開いたときでもあったといわれる。この意味では、ナザレのイエスは、感情を表現する新しい語彙《ごい》を提供した。愛や兄弟愛、親切心、許しの心など、一人ひとりの個人が体験しなければならない「心の学び」について語ったのである。

イエスに対する磔《はりつけ》の刑、それに死は、魚座の時代の二つの大きなテーマをもたらした。自分の集団以外の人間を含め、すべての人に対する慈しみの心、それに許しである。癒しのプロセスで最も困難な課題は、自分自身も他の人も許し、貴重なエネルギーを過去の傷に注ぐのをやめるということだ。これは霊的な進化であり、イエスは、磔になった十字架の上で、自分の命を奪おうとしている、まさにその人々のために語った言葉によって、他のどの師よりもこの進化を体現したのである。「父よ、彼らを許したまえ。自分の行いがわかっていないのです」

しかし、もう何十世紀にもわたってキリスト教は人間の意識の一部となってきたにもかかわらず、私たちは、まだ許すということを学べていないし、許すという行為を「心の中でまあまあ消化できる」というレベルにさえ達せないでいる。なぜできないかといえば、頭の中ではたしかに許しは正しいことだとわかっていても、感情的には受けいれがたく、内面に残っている同族意識と対立するからなのだろう。あるレベルでは、許すという行為は私たちの正義感を逆なでする。それはあたかも、自分を傷つけた人間に対し、「いいですよ。あなたが私にしたことは、別に大したことではありません」というように思えるのだ。自分に対して向けられた罪業は罰せられなければならないと私たちは思っている。あるいは、自分に過ちや悪い思い、否定的な態度などがあれば、私たち自身が罰せられるべきだ、とまず思っているといったほうがいいかもしれない。この「感情を逆なでされた」という気持ちに引っかかってしまうと、許しという行為のもつ意味や、それが私たちの霊的な進化にどれほど深い意義をもつかを理解する機会を逸するだけではなく、自分の癒しに果たすその役割の重要性をも見すごしてしまうことになる。

魚座の時代がもつもうひとつの大きなテーマは「選択」だ。これこそ、私たちが実際にもっているたったひとつの力なのかもしれない。人生を生きていくなかで私たちが下す選択は、物理的にも、波動の面からみても、自分という存在を区別するしるしである。同族意識のもとでは、選択するという力は、集団の視点によって支配されていた。集団が見るものを見て、信じるものを信じ、愛するものを愛し、そして憎むものを憎んだのである。これはたしかに安心感を与えてくれるかもしれないが、自分の頭で考えるという力が身につく妨げとなってしまう。

イエスや仏陀の人生が象徴しているのは、私たちはみな、集団レベルの意識を超えて進化していかなければならない、それは避けられないということなのだ。

私たち自身の人生に目を向けてみると、古くさい考え方を超えて前に進み、もはや自分の成長に役立たなくなった見方を手放すべきときが訪れる場合、「人生を変えよ」と告げる信号を、自分に対する何らかの裏切り行為として体験するということがしばしば起きる。たとえば、退職まで勤めあげれば、手厚く世話をしてもらえると信じて長年働いてきたのに、壮年期になってリストラの憂き目にあう。あるいは、生涯寄り添っていくと思って結婚した伴侶《はんりょ》が、結婚後二十年もたってから、誰か他の人と恋に落ちる。

通常の集団意識の観点からみると、このような出来事は、たしかに裏切り行為である。だが、それを裏切りと考えているかぎり、立ち直るのに長い年月がかかり、計り知れないほどのエネルギーをそこに費やすことになる。逆に（これから先の章にあるように）、それを象徴視点からみることを学べば、集団意識の信念のパターンを手放し、次のレベルの意識へ進化せよというシグナルであることが見てとれるようになる。

同族意識から抜け出していこうとするとき、必ずといっていいほど、私たちには「賢者の道」を選ぶチャンスが与えられる。すべてを手放し、人生の次の段階へと進んでいくときが来たと、まわりのあらゆるシグナルが告げてくる。耳を傾ける人には、それぞれ何らかの試練が与えられるが、たいていの場合、私たちは変化を恐れるあまり、親しんできたこれまでの場所にとどまり、本質的には終焉《しゅうえん》を迎えている状況や関係にしがみついてしまうことのほうが多い。たとえば、いまの仕事をやめたいと思いはじめ、その気持ちがだんだん強くなっているにもかかわらず、次にどうしたらいいかわからないために、それを無視するかもしれないだろう。この先に何が控えているかわかりさえしたら、いまよりもいい状況が整ってくれたら、と願いはじめる。内面の緊張が高まるにつれて、自分を正当化できる理由をどんどんつくり出し、この欲求に抵抗するようになる。「タイミングがよくない」、あるいは「もうすこしがんばれば、仕事もやりやすくなるさ」と自分に言い聞かせる。状況は何も変わらないまま何か月も過ぎていき、怒りだけが増幅する。仕事に対してだけではなく、何もできないでいる自分の勇気のなさへの怒りだ。

そうなると、人生の次の段階は、「苦悩の道」を通って実現されていくしかなくなる。

それはちょうど、虫歯を治すのに必要なお金や、治療の際の痛みがいやなために、ほったらかしにしておいた結果に似ていなくもない。結局は、一本の歯をまるまる治療するという、より高価で痛みも多い処置をほどこさなければならなくなるのだ。仕事をやめるという先の例でいうと、結果として起こるのが病気であったり（ふつうは頭痛や潰瘍《かいよう》などの慢性症状だ）、自分には裏切りとしか思えない「解雇」としてそれが顕在化する。

仕事をやめる、あるいは結婚が破局に向かっているという現実にきちんと直面することへの恐れとは、実は自分の人生に自分自身で責任をもつということに対する恐れなのだ。ほとんどの場合、私たちは、この恐れに立ち向かい、職場に赴いて辞表を出すときが来ている事実を受けいれようとはせず、自分自身を見つめることを強いられるような体験が起こるまで、恐れを避けつづける。たとえば、成長を妨げ、魂に傷をもたらすようになってしまった結婚を終わらせることに抵抗しつづけていると、自分あるいは配偶者が浮気をするというような、どんなに止めようとしても、離婚につき進まざるをえないような状況をつくり出すことになったりする。ストレスがもっとひどくなると、極端に衰弱したり、死をもたらす可能性のある病気になる危険もあるかもしれない。もっと運が悪ければ、難題はそのままにして、霊的な成長や人生の可能性を実現できずに、ソローが「静かなる絶望」と呼ぶような人生をただ漫然と生きることになる。

表面上は裏切りとみえるような体験をしたら、じっくりとそれを見つめ直し、実はそれが、過去を手放し、新しい何かを見つけよという、「神からの招待」ではないかどうか考えてみよう。高い意識のレンズを通してみれば、結果としてそれは人生の分岐点であり、まったく新しいかたちの力、つまり個人としての力を私たちに教えてくれていた、ということもある。

たとえば、こういう可能性を考えてみよう。あなたは、自分自身で人生を変え、新しい一歩を踏み出すことに同意はしていたが、背中を押してくれる何かが必要だった。同族意識のレベルでは、たしかに裏切り行為に加担していると思える人々も、実はあなたがすでに神との間でかわした合意にもとづいて行動したにすぎなかった……。そうすると、いったいどうして主のメッセンジャーに怒ることなどできるのか、ということになる。彼らを許す理由などもともと存在しない。なぜなら彼らは、あなたを傷つけることなど何ひとつしていないのだから。

誰もが、自分の思い違いに目覚めるときがくる。個人のもつ「選択する力」を活用する機会を与えてくれる内面の成長へと、みな、いずれは導かれていくのだ。集団は、個人が独立し、確立された意識をもつことをあまり歓迎しない。したがって、この目覚めは、おそらく同族意識の力と衝突するであろうということを知っておいたほうがよい。これは、内なる同族集団意識、まわりにある集団意識、どちらに対してもいえる。

魚座を象徴する、反対方向に泳ぐ二匹の魚が、「選択肢」と「選択する力」を意味しているならば、そこには「分極化」と「対立」という意味も隠されている。第二千年紀の後半、魚座の力が勢いを増すにつれて、革命のうねりが世界中を襲った。個人の権利を求める者たちが、集団の権力に挑戦したのだ。政治、宗教の表現の自由を求める人間の安全なすみかをつくるというビジョンをもとに、アメリカを含め、多くの新しい国家が誕生した。魚座の時代が最後の二世紀へと入るなか、産業革命の夜明けが訪れ、同時に、誰でも「自分で」裕福になれるという考え方がもたらされた。これは、長い間信じられてきた、富と権力は「生まれつきのもの」でしかありえないという同族意識の概念に挑むものだった。

魚座の力の影響で、人類は第4、第5、第6、そして第7チャクラの力を発達させる方向へと導かれていく。牡羊座の力は基本的に集団志向であり、その焦点は外面に向いていて、第1から第3の三つのチャクラのエネルギーと方向が一致しているのに対し、魚座のエネルギーは、人間の内面の自己に向けられている。第4から第7までのチャクラは、魚座のエネルギーと波長が合っている。心、意志、選択、知性、そして霊性などだ。魚座の時代が来る前は、高いレベルにある四つのチャクラに比べ、下部の三つのエネルギーがより大きな力をもっていた。そして、魚座の時代が終わりを迎えようとしている現在、高次のチャクラは、集団の精神とは別の、独自の視点をもつはたらきをするようになった。最終的には、ものごとを集団の視点、あるいは個人の視点でみる力は、互いに調和のとれたかたちではたらくようになっている。そうはいっても、心の求めるものが、絆をもつ集団のニーズと食い違ってしまうと、大きな痛みと対立が生じることがある。

家庭で信仰していた宗教を離れ、より満たされた霊の探求の道を追っていくことで生じた苦悩を、たくさんの人たちが私に語ってくれた。家族の反応は、必ずといっていいほど、批判と恐れだ。そして、カルトに洗脳されているのだろうという警告がつく。ある女性は、人種の異なる男性と恋に落ちて生活を共にするようになったとき、家族は彼女との連絡をいっさい絶ったという。彼女の選択を恥ずべきこととしたために、友人たちにも彼女のしたことを知ってほしくなかったのだ。自分たちの属する集団に対し、彼女の行動を説明するよりは、遠ざけてしまったほうが手っ取り早いと考えたのである。もし彼女が、集団の長老たちの意見を聞き入れてしまっていたとしたら、個としての彼女にとって、もちろん結果は最悪のものになっていただろう。うつ状態や、その他さまざまな身体上の症状まで、広範な問題が起きたはずだ。

高次の四つのチャクラからもたらされるストレスに対応する感情的、精神的苦悩のかたちには、うつ状態、分裂症、自分やまわりの人間を許せない状態、集団を「裏切った」ことへの罪悪感などがある。宗教をはじめ、集団の伝統から離脱する際に起きる霊的な危機には、さまざまなものがあるのだ。

実際の病気が起きている場所は、必ずしも身体がエネルギーを流出させてしまっているチャクラを示しているとはかぎらない。たとえば、乳ガンは必ずしも第4チャクラの障害を意味しているわけではない。ほとんどの病気では、おもなエネルギーの流失は「腰から下」、つまり同族意識にかかわるところから始まる。最初はそこから始まった流出が、第4チャクラに対応している個人的、感情的な病を誘発するということも考えられる。

力の中心が、集団から個人へと、もう後戻りできないほどシフトしたことを示すいちばんの好例は、ベトナム戦争中にアメリカで起きた一連の出来事だろう。ある国家が他国に対して宣戦布告をするとき、ほんのひと握りのひねくれ者が離反するのを除いて、国全体が自動的にその宣告にしたがい、戦争継続の努力の一翼を担うべく、当然一〇〇パーセント協力するものと集団意識は考える。集団の長老たる指導者たちはこれだけのレベルの忠誠心を頼りにしており、実際これがうまくいくと目を見張るような結果をもたらすことは、第二次大戦で連合国の上げた成果が示しているとおりだ。しかし、ベトナムでの紛争が全世界の注目を浴びるようになるころまでには、魚座のエネルギーがその頂点に達していた。電球が切れる直前に最も明るく輝くのと同じく、象徴視点の力によって取ってかわられる前に、個人の力が最後の表現をする機会がやってきたのである。

一九六〇年代、個人の力がかつてないほど強くなり、アメリカでは何十万人という人々が国家という集団の行っている戦争に反対し、さらに意味深いのは、北ベトナム人を敵とみることを拒んだのだった。このような行動により、集団の力はかなりそがれてしまい、以来この国は戦争に関して、集団として安定した合意という基盤を構築できることは二度となかったのである。湾岸戦争では、アメリカ政府は国民に対し、戦争に関与してもアメリカ人の生命が失われることは事実上なく、経済コストもほとんどかからない――つまり、勝利を得るのに「犠牲」を払う必要はない、と安心させなければならなかった。今日、国の長老たちは、アメリカの若者を戦場に送るより、平和を維持することのほうに焦点を合わせている。戦争は指導者層にとって、もはや政治的価値などなく、逆にマイナス要因となってしまったのだ。だが、世界の他の国々のなかには、まだ集団同士の戦いによって分裂し、魚座のエネルギーが民主化を求める力をさらに強めるなかで、個人の市民権や信教の自由が厳しく弾圧されているところも多い。

水瓶座の時代――象徴視点の力

集団意識、あるいは牡羊座の意識が、魚座の時代になってすべて消滅してしまったわけではないのと同様に、水瓶座の時代にも魚座の意識は何らかのかたちで表れてくる。しかし、一九五〇年代後半から六〇年代初期にかけて、世界的な意識のシフトを象徴すると同時に、何百万人の人々に、それまでは一部の人々に限定されていた、霊的な探求の道を歩むことを許すという結果をもたらした二つの出来事が起きた。

一九五九年、中国共産軍によるチベット侵略により、ダライ・ラマ法王は祖国を逃れ、インドに居を構えることとなった（世界の舞台で活躍する人物となった現在も、法王はインドに滞在している）。それからわずか三年後、ローマ法王ヨハネ二三世が、ヴァチカン第二評議会に司祭を集め、カトリック教会を近代化する作業を進めた。これらの出来事を額面どおりにとらえると、ただちにその間のつながりを見いだすことはないだろう。だが、二つを一緒に考え、しかも象徴的な視点からみると、この二つの出来事は、現代人の生活の主流に対して秘教的な霊性が注入され、東洋と西洋の霊の道に関する教えが融合するプロセスの始まりを知らせるものだったのだ。

何千人ものチベット仏教の僧侶《そうりょ》が外の世界に支援を求めることを余儀なくされ、そのかわりとして、自分たちの僧院が収集し受け継いできた、きわめて貴重な経典の数々や、仏教の教えについての資料を提供するということがたくさんあった。同様に、意図的ではなかったにせよ、ヴァチカン第二評議会が決めた自由化の方針に失望してか、たくさんのローマカトリック教会のメンバーが聖職を辞し、一般社会での生活を始めたのである。このような神父や僧侶、尼僧たちのなかには、神学の分野で高い学位をもち、キリスト教の歴史を通して存在した偉大な神秘家たちの著作や教えに直接ふれるという特権をもつ人がたくさんいたのだった。ふつうの社会生活に戻っていくなかで、彼らはこのような教えを携えていった。すると、彼らが比較的孤立した宗教人としての生活をしていたならばとても考えられないほど、一般の人たちの間に神の教えが広まっていったのである。

一見無関係にみえるこの二つの出来事が重なって起きた結果、東洋、西洋両方の神秘思想の教えが一般の人々の手の届くものとなったのだ。「意識」という言葉も、理性と自由を組み合わせながら、最も深い神秘思想的な洞察を探求していくことを意味するようになってきた。

それまでは僧侶や神秘家だけに使われていた言葉を武器に、西洋文化は宗教の境界線をつき破り、案内人もあまりいないまま聖なるものの領域へと飛び込んでいった。私たちは、クンダリーニ体験、転生、瞑想《めいそう》、霊的な陶酔感などについて知りたいだけではなく、それを体現して生きたいと思うようになったのである。このような霊の道の教えが、身体の組織を動かしてくれることを私たちは求める。心だけではなく、身体でも神の存在を感じたいのだ。偉大な伝統の中に生きた聖者や神秘家が享受していたようなレベルのつながりに匹敵する、神なるものとの身体での接触を求めているのである。

宗教や霊性の探求でこのような変化が起きているのとちょうど同じころ、私たちの内面に、ある概念がグローバルなレベルで植えつけられる。いわば「百匹目のサル」現象だ。この、きわめて水瓶座に特徴的な新しい概念は、人類の意識に受けいれられるようになった。私たちは、自分の現実をつくり出している、という考えだ。このたったひとつの概念は、人間のもつ力の可能性について、人生のあらゆる側面でまったく新しい見方をもたらした。第一章で述べたように、私たちは自分の健康もつくり出しているのであり、癒しに対しても影響力をもつことができる、という見方だ。この視点は水瓶座に特徴的なものだが、水瓶座は空気の星座であり、星座の要素のなかでも、空気は知性につながるとされている。この「知性」とは、新しい考えや新たな見方とも言いかえらえる。

魚座のシンボルが反対方向に泳ぐ二匹の魚であり、力の分裂を象徴していたのに対し、水瓶座のエネルギーは、全体を中心とするもの（ホーリズム）であり、異なる概念の融合だけではなく、人々の属するさまざまな集団をひとつにするという性質がその根底にある。水瓶座の意識は、もともとホリスティックなものだ。つまり、人生を違いや区別というレンズを通してではなく、融合、統合という視点からみるよう人々を誘うという意味である。「ホーリズム」という言葉は、一九二六年に、南アフリカの指導者、クリスチャン・スムーツがつくり出したもので、古代からある「すべてはひとつ」という原理を反映し、たとえば、ある生命体の全体をみずして部分を治すことはできない、と私たちに教える。まったく同様に、ホリスティック医学の運動も、ただ症状だけに対処するのではなく、食事、運動、そしてさまざまな補完的役割を共有する処置を組み合わせ、その人全体をみることによって病気を治すことをめざしている。水瓶座の時代に近づくにつれて、このような考え方は、医学の主流にも浸透しはじめている。

水瓶座のエネルギーは、人生のあらゆる側面を変えていく方向、とくに、慣れ親しんだものに依存しすぎるようになった部分を見直し、あらゆる未知の場所、それも自分の内面にある未知の部分を探求していく方向へと、私たちを動かしていく。水瓶座のもつ力は、「高次の」自己、すなわち肉体の境界線を越え、日常生活の単調さを超越した部分を探求するのに必要な燃料を与えてくれる。ものごとに対する見方を、象徴視点のレベルまで高めることのできるエネルギーを体現しているのだ。このエネルギーは、「自分は創造性にあふれる存在だ」という気持ちで私たちをいっぱいにしてくれる。これまで手に負えないと考えられてきた病気を治し、老いていく速度に挑むだけの力をもつ内面の資源があると感じさせてくれるのだ。

牡羊座と魚座の時代が、それぞれ人間に新しい意識の段階（同族意識と個人意識）をもたらしたのと同様に、水瓶座の時代も、本質的にホリスティックな新世界観をもたらしてきている。身体、感情、心理、そして象徴的な面からの解釈を統合した情報を信頼し、これまでとは違った問題解決が可能になるインスピレーションを与えてくれる。ホリスティックな意識はまた、自分に起きる出来事を「個人的なものとして受けとめる」のではなく、象徴的にみる力を内面から引き出してくれる。水瓶座のエネルギーは、感情的なものである魚座の力よりも論理的であり、システム志向である。もちろんこれは、感情が欠如しているということではない。問題解決に現実的なアプローチをする、ということだ。解決策志向という本質のために、水瓶座のエネルギーは、人道的な運動や、弱者の問題などにひかれていく。ここ三十年ほどの間にたくさん現れた、公平な権利を与えられていないさまざまな社会集団のための運動は、社会の主流に水瓶座のエネルギーが浸透してきたことの表れである。

水瓶座は、電気を司る。電気とは、気《エネルギー》である。水瓶座のシンボルは水瓶を運ぶ人間だが、水は電気の伝導体だ。象徴的にみると、水瓶座の力は、生命における気の役割そのものを理解するよう私たちに求めている。つまり、気と身体の各機能との協力関係、気の不足が病気の原因となること、それに気が病を治せることなどだ。私たちは人間をひとつの気系と考えはじめており、人間の気系が他の生命体とどういうつながりがあるのかを理解したいと思っている。

情報への依存度はますます高まり、新しい千年紀もすでに「情報時代」と呼ばれている。だが、「データの伝送」という意味での情報は、実は気＝エネルギーを、もうすこしわかりやすい言い方でいっているにすぎない。インターネット、Eメール、ファックス、そしてケーブルテレビや衛星放送などは、地球共同体の統一を現実のものにしている。国民を統制しようとしている中国政府が最重要視する施策のひとつが、インターネットへのアクセスの制限であるというのは当然のことだ。ニューエイジの到来を信じる人間でなくても、力の中心が、物理的なものから、コンピュータ社会の本質である思考とエネルギーに急激にシフトしていることはわかるだろう。

私が行っていた直観医療のリーディングでも、一九八〇年代後半にさしかかると、そのころまでにだいたい慣れてきていたような具体的な情報よりも、より象徴的な性格の情報を知覚していることに気づいた。やがて私は、自分が第8チャクラ、いわば身体の境界を超越したところにあるチャクラには、人間の霊的な成長と日常生活の重要な一部であり、影響力もある元型《アーキタイプ》のプロフィールがあることがわかってきた（第七章参照）。

この元型にかかわる情報にふれる機会が増えるにつれ、ものごとを象徴視点で知覚できる能力が、水瓶座のもつエネルギーの核心であることを私は悟った。私たちの無意識の次元が、何とか表面に出てこようとしているように思えたのだ。今生の生を授かるにあたり、元型とのかかわりについて私たちが交わす契りを、私は「聖なる契り」と呼ぶが、どうも他の手段に比べて、この元型の概念を使うことが、より早い癒しをもたらすようになっていると思われるのだ。過去三十年にわたり、おもにカール・ユングの研究に影響を受けた多数の心理学者の手によって、元型の概念についてかなりの研究が行われてきた理由も、これで一部説明がつく。私たちは、元型の領域にふれることによって、日常生活のパターンに深く織り込まれている無意識の領域を、目覚めた意識に持ち込めるようになったのだ。現実に厳然と存在するさまざまな問題の舞台裏に、実は「象徴的な意味」が隠されていて、それがすべての振り付けをしている。この考えを理解する助けとなる「声」として、元型を語る言葉は、さまざまな療法の舞台に導入されてきた。たとえば、「子ども」「傷ついたヒーラー」「戦士」「野性的な女」それに「英雄」などは、そのごく一部である。

象徴的な視点があれば、何か危機が訪れたとき、実はそれが自分自身について学ぶべき何かを教えるためなのだ、ということがわかるようになる。学ぶべきことを教えてくれたといって、人生という自分だけのドラマに出てくる他の登場人物を非難するのは、それこそ愚の骨頂ではないか。たとえば、物を盗まれるとどんな気持ちにさせられるのかを私が学ぶ必要があるとするなら、盗みができる人なら誰でも私の「師」となれるのだ。ある特定の「師」に対する憤りを感じて人生を過ごすこと――その人間に罪の意識を感じさせるまで罰したり、失われた何かを嘆きながら長い年月を過ごしつづけるというのは、究極的な意味で自分の学びのプロセスの妨げとなる。

象徴視点を身につけることは、生きていくときの強い味方となる。ものごとをみるうえで、いわば「優位に立つ」ことができるからだ。一歩離れた、とらわれない意識状態へと入り、人生で起きる出来事を、成長を育《はぐく》むのが目的の霊的な課題として解釈できるようになる。第六章でくわしく述べるように、これは病気についてとくにいえることだ。人生の学びには大きな苦難を伴うことが多いのは確かだが、それでも核心の部分では、すべてプラスにはたらいている。物理的な状況にとらわれずに危機を見つめられる力を得るためには、起きたことをそのまま受けいれ、「人生を丸ごと変えて、歩いていく」気があることが要求される。新しい道を再び歩きはじめたなら、とくに象徴視点の領域を通じ、癒しが起きる立場に自分をおくことができるようになり、通常の視点からだけでものごとをみることは二度となくなるだろう。

水瓶座のエネルギーの影響を受ける私たちは、このプロセスを経て、まったく新しい健康の概念を築き上げていく。「身体に病気がないこと」という、魚座の時代にあった健康の定義を超えて、健康のなかには、思考、職業、人間関係、人生哲学、霊の道の探求の実践や、もっと多くのものが含まれるということに気づいていくだろう。水瓶座のモデルでは、健康を単に身体機能のレベルだけで測ることはしない。私たちの気系全体をどう動かしていくかということが、別の新しい基準となる。この観点からみれば、身体的には限界があっても、きわめて健康でいるということもありえる。

水瓶座のホーリズムの考え方にしたがい、私たちは、この惑星で意識をもつ存在が自分たちだけではないことにも気づくようになった。まだ充分に理解できてはいないが、私たちは、動物、昆虫、植物、あるいは微生物であろうと、他の生命体すべてとエネルギー的につながっている。気の領域に関する研究が広がっていくにつれて、一人ひとりの健康が、実はグローバルな社会や環境の波動パターンによって影響を受けていることがわかるだろう。残念ながら、環境問題への対処に関しては、人類はもうずいぶん前に「賢者の道」を選ぶチャンスを逃してしまった。いまや私たちは、地球共同体として「苦悩の道」を選ぶことを運命づけられている。地球規模の環境、経済の崩壊、そして健康面での危機を避けるために、生活習慣の多くを変えることを余儀なくされていくだろう。

しかし、象徴視点からみれば、このような待ったなしの危機や変革も、魚座の時代の「親子」的なパターンの終焉と、水瓶座の「パートナーシップ」のパターンの台頭をしるすものでもある。科学が身体の謎《なぞ》すべてを解き明かす鍵《かぎ》を握っているという迷信を生み出した源であり、魚座の時代に誰もが魅了されていた「化学薬品による医療」への執着も、ついに終わりを迎えつつあるという希望の兆しも見えはじめている。かわりに台頭してきたのが、病気の治療措置とは、生活のあらゆる部分を含むものであるとする、健康と癒しについての水瓶座のモデルだ。

しかし同時に、一部誤解を生むような、健康に関する水瓶座の迷信も生まれてきている。そのなかには、病気は精神の力だけで治すことができる、あるいは、穏やかな霊性をもつことは老化のプロセスを止めることができる、などがある。精神だけといっても、魂や感情の助けなしには、身体への影響力も限られたものとなってしまう。そして、身体、精神、魂の統一はたしかに肉体の老化を遅らせることはできるだろうが、身体的な容姿の大きな変化や、最終的な崩壊を防ぐのが可能だということは、まだ証明されていないのである。

牡羊座、魚座、そして水瓶座の星座の時代を別のものとしてとらえ、各時代がそれぞれ特定のかたちで人間の意識の領域を拡張してきたと考えていくと、人間の進化も直線的なものと誤って表現してしまいがちである。もちろん、真理、とくに霊的な真理が単純なものであることはまずない。ある意味で、各時代には周期的な性質があり、時代の進化も直線というよりは螺旋《らせん》に近い。たとえば、水瓶座の時代の世界的な統一は、牡羊座の時代にあった部族の統一をそのまま映し出しながら、しかもよりよい結果をもたらすものなのである。そして、どちらの時代も、文明が根本的にさまざまなかたちで顕現する女性性の神を崇拝し、一方の性が他方を支配することなく、社会的なかかわりもパートナーシップと協力関係を基本とするものであったという、よく物語に登場する「女神文化の黄金時代」の統一を一部反映しているのかもしれないのだ。まだその理由はわからないが、この牧歌的な文明は、そのまま残る定めではなかったようだ。もしかしたら、人類が今日ある場所に到達するには、ヒンドゥー教の宇宙誕生の神話にあるような、創造、破壊、そしてふたたび創造というサイクルを経なくてはならなかったのかもしれない。

その道程で間違いがなされてきたことはもちろんだが、私たちの進化全体のパターンに「間違い」はない。私たちがここに存在しているのは何かわけがあるからであり、集合的な意味での過去から何を学ぶか否かは、ひとえに私たち自身の手にかかっている。

ひとつ学んでいかなくてはならないのは、個人の力、象徴視点のもつ力をきちんと識別し、活用していくこと、そして気の言語を操れるようになることである。私流にいうなら、チャクラを語る、ということだ。同時に、牡羊座、魚座、そして水瓶座の時代にそれぞれ進化してきた三つの力、つまり、集団の力、個人の力、そして象徴視点の力を統合することができなくてはならない。そのどれも、私たちの内面では同時にはたらいているものだからである。

次の章では、集団の力から個人の力へ、そして最終的に象徴視点の力へと移行していくプロセスについて語るとともに、自分自身の内面でこの変容が起きるとき、どんな兆しが見えるのかについてふれていきたいと思う。

第四章

旅の始まり――個人の力、象徴視点の力へ――

私たちは誰でも、同族意識と集団の世界観にどっぷりつかった状態で人生を始める。始めはまず血縁集団からだ。同族意識の世界観は、当然ながら集団に属する。殺人はいけない、というような普遍的な真理もあれば、「わが宗教だけが真の宗教である」という信念のように、特定の集団に独特のものもある。理性の年齢（七歳前後）に到達する以前でさえも、私たちの気の回路は、集団の長老たち（親、教師、宗教や政治の指導者）の影響力を通して、すでに集団の信念体系とつながっている。最初は第1チャクラにつながる信念体系から始まり、第2、第3チャクラにあるものへと続いていく。四歳になるころには、最初の三つのチャクラはすべて起動している（その後、個人の力を発達させていくにつれて、第4、第5、第6チャクラが順に起動していく。第7チャクラが始動するのは、人生の出来事を象徴視点から眺め、自分の行動に隠された元型《アーキタイプ》のパターンをみることができるようになってからだ）。

同族意識の考え方の枠から抜け出し、個人の（そして最終的には象徴視点の）力に進んでいくのは、自分と宇宙との関係がどうなっているのかを問いはじめるときである。「自分自身のことはどうなのだろう。いろいろ責任はあるが、自分の求めるものはどう実現していけばいいのか。何よりもまず、自分は何を求めているのだろう？」。このプロセスは、きわめて微妙なかたちで始まる。ちょうど、ひとつの趣味や特定の食べ物に対する興味がだんだん薄くなり、別の活動や違う種類の食事に関心をもつようになるのと似ている。もちろん、宇宙における自分の場所について見方が変わるということは、趣味をやめるよりはずっと深刻な問題だ。人生に対する慣れ親しんだ見方、そこにあるすべてのものに対する見方から離れるというのは、いろいろ苦労も多い、恐怖の伴うプロセスなのである。

枠にはまった同族意識の見方から個人の力への移行は避けられないものなのだ、と気づけば、少しは気が楽になるのではないだろうか。いちばん慣れ親しんだ世界が、もはや自分には合わなくなる、という瞬間が、誰にでもいつかはやってくる。なかには、こういうことが何度も起こるという人もいる。私たちは、いまの自分を超えて成長していくようになっているのだ。年齢を重ねていくことが避けられないのと同様に、これも避けることができないものなのである。問題は、鮮やかな身のこなしで、しかも健全にその状況に対処できるかどうかということだけなのだ。きっかけは感情的、内面的な危機であることもあるだろうし、きわめて単純な人生の選択が、予想しなかった方向へと自分を導いていくということもあるだろう。誰にも避けられないのは、とても居心地のよかった場所が、今度は居心地が悪くなってしまい、これまでの自分自身の歴史が朽ちて、その異臭に息がつまるようにさえ感じてしまう瞬間が訪れる、ということだ。

自己探求は、もたらすものも多く、霊的な成長のために大事なものだ。だが、自分自身を知るということを、どうも私たちは怖がってしまうことが多い。それは、癒《いや》しに関する第二の誤解で述べてきたように、自分について深く知ろうとするプロセスを、身を切るような孤独感と関連づけて考えてしまうからだ。人間は生まれつき集団の中で生きていくようにできているのはもちろんだが、同時に、遺伝的につながっている人や、友情や知己を得た人たちだけではなく、あらゆる生命が自分の集団の延長であることを学ぶようにもなっている。

私たちは躍動するひとつの大きなエネルギー・システムの一部である、と気づくことが「意識」なのだ。慣れ親しんだ状況から離れた、別の自分を知っていくことで、はじめてこれがわかるようになる。私たちは、いつも必ず誰かが自分の世話を焼いてくれ、いろいろ決めてくれるというような、誤った安心感をもたらす幻像ができてしまう環境から離れなければならない。そのような環境のもとで人任せの人生を生きることは、自分自身の知性や心の中身を知ることを妨げるので、そう長い間許されるものではない。逆に、ひとりの人間が内面へと旅してまわりから離れ、個人として自分を確立する権利と必要性を別の人間が邪魔することも、やはり許されないのである。これは、配偶者だろうと、子どもであろうと、あるいは友人であっても同じことだ。

個人として進化していくためには、集団とのしがらみから自分を解き放ち、精神の深層にあるものを分析して内面へと突き進み、自分の影の部分に対峙《たいじ》する必要がある。魚座の二つの極、そして個人の力のもつ選択という対極性は、単純な答えなどありえないこと、そしてどんな徳であっても、影の部分が存在することを象徴している。

ある行動を起こすという決断は、別の行動の可能性を排除することでもある。そして、理想的な選択というものがない場合もままあるという事実を私たちは受けいれる必要がある。最も大切なのは、選択そのものではなく、その選択の裏にある理由なのだ。何かを恐れて選択すると、その結果は、満足もいかず不安定なものになりがちだ。信じる心をもって下した選択のもたらす結果は、多少のつまずきはあるにしても、おそらく自分の進む必要のある方向へと導いてくれることだろう。

内面が変化するにしたがって、生活の外面も変わっていく。こうした順に変化が起きていくのは自然な流れであり、どれだけがんばってみても、この動きを止めることはできない。内面の炎が自分を燃焼しつくそうとしているなかでも、私たちは自分にとっていちばん大切な人々が一緒に来てくれるよう仕向けようとする。家族や友人に、自分の体験していることを説明し、すこしでもわかってくれるように、あるいはひょっとすると、自分が内面で探求している心象を彼ら自身も魅力あるものと感じ、目の裏側にある世界に飛び込んでいってくれるようにと願う。それがうまくいくこともあるだろうが、だめなことも多い。自己発見の旅に出るという選択は、あくまでも信じる心をもって行われるべきものであり、誰が一緒に来るかということに左右される性質のものではありえない。心理学者であり神学者でもあるサム・キーンが好んで言うように、人生の旅で最も重要な二つの問いかけは、「自分はどこに行くのか?」と「誰が一緒に行ってくれるのか?」ということだ。この二つを、まさにこの順番で問いかけるということがきわめて重要なのである。

集団の本能とは、その構成員が慣れ親しんだものから離れ、遠くまで行く危険を冒しそうになったら思いとどまらせようとするものだ、ということを頭に入れておくといい。自己発見に向かう旅に出ようとすると、おそらく反対にあうことのほうが多いはずである。この反応を、自分の心にそのまま受けとめてしまうのは間違いだ。集団の愛から出た行為と考えるか、あるいは少なくとも集団の忠誠心から出たものと受けとめるべきである。なぜなら、集団とは、本質的に、構成員をまとめておくようになっているからだ。

あなたの中に、自分の体験を受けとめ、認めてもらいたいという望みがあっても、家族や友人が満たしてくれないことも充分考えられる。彼ら自身、同じ体験をしているわけではないからだ。愛する人たちに囲まれていれば、あなたの孤立を理解することがなかなかできないかもしれない。表層で生きていれば充分幸せなのに、内面へと飛び込み、自分自身の人生の深い意味について考える必要などないのである。このような探求が人生の変化につながることを直観的に知っているため、まず最初はそこを避けて通ろうとする人も多い。それどころか、実際に探求の道に入っている人たちでさえも、どれほどの困難が待ち構えているのかを事前に知っていたとしたら、いまほどの成長ができたかどうか疑わしいと私は思っている。

あなたの自己発見の旅は、自分でも気づかぬうちに始まっていた、ということもある。その兆候は、予備知識さえあれば、すぐに気づくことができるものだ。いちばんよくみられる、はっきりしたものをあげてみよう。

自己発見の旅が始まっている兆候

慣れ親しんだ環境にだんだん違和感を覚えはじめる。これは、仕事や、最も親しい人たちとの関係でさえも、何か満たされないという気持ちとして表れることもある。

気分の落ち込みや疲労感に頻繁に襲われ、それがなぜかわからない状態。

強烈な孤独感。この孤独は終わりを迎えることはないという不安を伴うことが多い。

何かが大きく変わったという絶対的な確信。将来が何をもたらすのかはわからないが、もはや過去に戻り、前と同じ生き方をしていくことはできないという確信。

自分が何を必要としているのかに対する強い関心。それが何なのかを知りたい、自分の体験を理解してくれる人に、自分は正当なものを求めていることを認めてもらいたいという、抑えがたいほどの欲求。目覚めの体験に伴う深い孤独感は、自分がまっとうな体験をしているのだという何らかの確認を必要とする。このような体験を理解できる人に囲まれていない場合はとくにそうだ（そのような場合には、意識関係のサポート・グループを探したり、関連するテーマのワークショップに参加したりすることが、とても役に立つし、自分を取り戻す手だてともなりえる）。

たとえば、人を癒す力やカウンセリングなど、思ってもみなかったような能力が現れ、現実が前とは違って見えるようになる。そこには、まわりの人々や環境から出る波動パターンに対する感覚がきわめて鋭敏になる現象が伴うことが多い。これまで、まわりの世界と五感を通じてかかわっていたところに、さらに別の感覚が加わり、直観力が目覚める方向へと変化していく。生存本能や、いわゆる「腹で感じる」力は誰にでも備わっているが、この新たな感性は、それよりもずっと深い直観力の現れを示している。たとえば「癒しのタッチ」や鍼灸《しんきゅう》といった治療法が必要とするような感性へ発達していくこともあるし、ただ単に、より深い洞察力のある人間となるのに役立つ場合もあるだろう。

時間に対する感覚の変化。同族意識の力のもとでは、時間とは、人を若者から老年という人生の各段階を経るよう進めていく外面的、直線的な力だ。何が達成できるのか、どれだけ早く成功を収めていくかは、集団の速度に合わせて調節されている。ガンが完治するには、一年間の治療と五年間の良好な健康状態が必要であると集団が考えたとすれば、同族意識を信じる者は自分にも同じことを予測するだろう。しかし、個人の力の領域では、意識のもつ力を発見していくにつれて、時間はどんどん相対的なものとなる。かわりに、自分の手に本来の力を取り戻し、内的な自己を癒すことで、身体の回復の速度にどれだけ影響を与えられるかを追求してみるという選択肢が出てくる。この時間感覚は、何かを自分のためにつくり出す速度にもあてはめられるようになる。「新しくやり直すには年をとりすぎた」と考えるのではなく、年齢は、創造性や愛、そして人生を楽しむことと何の関係もないのだと信じることもできるのである。

ある種の食べ物、繊維、環境にある毒素、あるいはアスピリンや一般的なカゼ薬などに対して敏感になる。それまでは何の症状も起こさなかったような物質、たとえば小麦や乳製品、カフェインなどがアレルギー反応を引き起こすようになったりする。

自己啓発に関連するいろいろな分野への関心が強まる。自分で選んでという場合もあるし、必要に迫られてということもある。自分の中に何か新しいアイデンティティが生まれているという感覚。新しい野心に目覚めたり、まったく新しいライフスタイルを望んだりする気持ちが伴う場合もある。都会での生活を離れて田舎で暮らしたり、収入が減っても、自由時間をもっと増やしたり、自分のやりたいことをする道を選ぶかもしれない。

これまで感じたことのないほどの深い解放感。長い間自分を同じ行動パターンに縛りつけていた見えない鎖が、成長する魂の大きさにもはや合わなくなり、それを絶ち切って自由になれたような感覚。

自然にもっとふれたり、ひとりになる時間を増やすことが必要になる。既成宗教に対する不満がつのり、霊の道を探求する必要性を感じる。深い瞑想《めいそう》状態や、新しい人生の道を歩んでいく使命を感じたり、場合によってはクンダリーニの覚醒など、霊的な体験が始まることもある。

果てしなく続く倦怠《けんたい》感、以前は満足と充足感をもたらしてくれたものすべてに対する興味の喪失。

対症療法による医学措置ではうまく対処できない病気の発生もあるだろう。

個人の力へと向かう道を歩もうとする者は、誰もがこのような兆候のどれかを体験することになる。このいくつかを同時に、あるいはこれをすべて体験する人もいることだろう。どれもある種の課題を表している。炎症や不快な症状が発生し、それを何とか軽減したいと思ったり、新しい技能や能力がほしくなったりといったぐあいだ。このような難題に耐え、それを解決していくプロセスは、自分の歩んでいる道が、よく砂漠での体験にたとえられたり、魂の闇夜《やみよ》とも呼ばれたりする自己探求の旅であることの証明であるようだ。魂がまさに表に出ようとしているこの闇夜は、とてつもない難関に思え、くじけそうにもなるが、個人の力という領域へと成長していくには、ある程度の痛みと不快感が生じるのは避けられないことなのだ。だが同時に、さらに高いレベルの知識と満足感をもって躍り出てくるチャンスを与えてもいるのである。新しい家に引っ越す、新しい仕事を始める、あるいは新しい関係に入るときと同じように、旅立ちに際して直面する困難が、そこに隠されている大きなよろこびと満足感をしばしば見えにくくしてしまうこともある。

次に、古くからある同族意識のパターンを変えることはどんなかたちで表れるのか、そしてそれをどうしたら新しい始まりへと変えていくことができるのかを具体的にみていくことにしよう。

病気は変革を引き起こす道

高い意識と自己発見に向かう旅で、私たちの目を覚ますのにいちばんよく起きる現象のひとつが病気である。病気はただちに注意を向けることを要求し、無視することはできないものだ。病気は、自分の精神と霊のもつ力に遭遇するきっかけともなりえる。

第二章でみてきたように、世界を否定的にみる態度が必ずしも病の根底にある原因とはかぎらない。私たちの力がほとんど及ばないように思える遺伝や環境的な要因のもたらす結果ということもある。そのような病気は、「選択する」という力を実践すべき分岐点に来たしるしだと考えることができる。意識とライフスタイルの変革を通しての解決を要求されるような危機に直面したときは、その状況に必ずひそむ霊的な成長の可能性を探し求める必要がある。

病気に対して否定的な見方をもたないために、「より高次のレベルの意識を発見するよう招かれている」と考えてみてはどうだろうか。最近の医学関係の文献には、心臓病やガンに対して、食習慣を変え、運動を始めるとともに、ヨガや瞑想を取り入れたストレスを減らすプログラムを実践し、実際に満足している人たちの話であふれている。その結果、たくさんの人たちが人生を劇的に変え、生命を脅かす病気によって開かれた扉を通って、霊的な生まれ変わりへと進んでいった。

「病気は、自己変革をもたらす体験」と考えることができると私は信じている。それは、病気が癒しのプロセスに意識を向けるよう要求するからであり、その癒しのプロセスの中に、すでに変革の可能性が秘められているからだ。

薬物乱用、喫煙、ストレス過多、あるいは自分をだめにするような仕事や人間関係など、何か悪い方向に向かう行動パターンの結果として病気が起きた場合、治癒プロセスの一端として、内面に起きる変化が必要となる。同時に、自己意識をさらに高める機会として病気を眺めることができれば、ただ受動的でいたり、自己憐憫《れんびん》感情に陥っていると休眠状態に入ってしまう治癒力を、新たに起動させることができる。ワークショップでいつも言うことだが、「癒す力をもつのは名詞ではなく、動詞」なのである。

病が語る真実がある

四十一歳、結婚して四人の子どもをもち、コミュニティでもさまざまな活動に携わっていたアンは、全身性エリテマトーデスと診断された。代替療法のことなどまったく知らなかった彼女は、当然ながら通常の医療措置を受けた。頻繁にステロイドを処方され、六〇キロ前後だった体重が三〇キロも激増した。

かかりつけの医師は、エリテマトーデスは基本的に治療法のない病気だとアンに告げた。せいぜい薬物療法で、多少の退縮状態が望める程度だというのだ。彼女はこの診断を受けいれる以外どうしようもないと思ったが、薬物投与が何か月も続いてくると、深刻なうつ状態となり、身体の疲労もひどくなった。家族の世話も満足にできないことに罪悪感を感じつづけながら、食事の用意や買い物などの家事も、十六歳の娘に頼ることが多くなっていった。娘のほうは、できるだけ助けようとはしてくれたが、やがて反感をもつようになる。自分の時間がなくなり、友達とのつきあいも半減してしまい、新たにのしかかってきた責任も彼女の手に負えるものばかりではなかったからだ。

家の中の緊張感があまりにひどくなり、夫は彼女に心理療法を受けてみたらどうかとすすめた。この提案を受けいれるのに、さらに二か月ほどかかったが、彼女が出会ったのは、偶然にも代替療法にかかわりの多いセラピストだった。おかげで彼女は、鍼灸からアロマテラピーまで、さまざまな代替療法について学ぶことができたのである。

これと並行して、アンは自分自身についても多くを学んでいた。セラピストは、このような代替療法に対して薬物療法と同じアプローチはできないとはっきり彼女に言った。「薬は心の状態に関係なく効くかもしれないけれど、代替療法ではそうはいかないの。意識して自分からかかわっていかなくてはいけません。それどころか、意識すればするほど効果が表れるといえます」。この話に心を動かされたアンは、本やテープ、それにサポート・グループのミーティングなどを通じ、代替療法について学ぶ努力をした。

この旅を通して、アンはいくつかの面で大きく変わった。最も劇的だったのは、自分の宗教と、その他の霊的な道の実践を通して得られたサポートの違いだった。最初に病気の診断を受けたとき、彼女は自分が何かの理由で罰せられていると思った。新しく学んだ霊的な道の実践を通じ、神との関係が前よりずっと親密なものになってからは、神のことをこれまでとはかなり異なったかたちでとらえるとともに、自分の病気もまったく違う見方でみることができるようになった。

「最初にわかったことは、診断を受けて以来ずっともちつづけてきた罪悪感、これまでのように良妻賢母でいられないという罪悪感は、実は自分が何か悪い人間だという信念から出ている、ということでした。病気になったことを恥じ、家族も恥じていると思い込んでいたのです」。彼女はこう語る。

「特定の宗教にとらわれずに、普遍的な意味で霊的な視点から神を思うことを学んでからは、病気は、自分のことをもっと学ぶよう神が導いてくれる手段なのかもしれない、と思えるようになりました。内なる力というものがあり、よい方向に思考をもっていくことでそれがさらに強まるなんて、考えてみたことさえなかったのです。もちろん、文句ばかり言っているよりは、楽観的でいたほうがいいとは思っていましたが、それを自分の霊の力を強めることで健康状態をよくできるという考えにつなげることはありませんでした。それに、脈絡のないことはひとつもなく、罰ということもないという考えは、神はとくに理由もなく祝福や難関を与えると信じて育った私に、人生で最も深い解放感をもたらしました。霊的な道でも、このような考えは人に希望を与えてくれます。それも、自分が一生懸命祈れば、神は祈りを聞いてくれるかもしれない、といったような希望ではありません。そうではなくて、神はすべての祈りに耳を傾けているし、癒しは必ずしも身体の治癒ということではない、と私は信じるようになったのです。自分で思い込んでいたよりずっと大きな勇気が祈りには秘められていたのだ、と発見することもあるのです。

「エリテマトーデスを完治したいのはもちろんですが、こんなに殻に閉じこもった生活を送ってきた原因となった不安感を癒したいということにも気がつきました。自分は安全だと思い込んでいましたが、実は怖くて何も新しいこともできないような、おびえた人間だったのです。いま、自分のそういう部分を癒そうとしています。そしてこれまで考えられないほど、自分自身にも満足しているのです。以前は苦悩をもたらしていた『もしもああなったらどうしよう、こうなったらどうしよう？』という悩みに支配されなくなったのです。まだ病気ではあるかもしれませんが、いろいろな面で、病気になる前よりもずっと健康だと思います。この道を歩みつづければ、やがて身体のレベルでも癒されるだろうという希望をもてるようになりました」

しばらくすると、アンの病気はよくなっていった。この状態がどれだけ続くかは予想できないが、アン自身、もしも病気が再発したとしても、きっと勇気をもって対処できるだろうと考えている。

老いの恐怖で気づくこと

繰り返すが、個人として内面の旅を始めるきっかけとなるのに、生命を脅かすような病気が必要なわけではない。数年前のワークショップで出会ったジャックという男性は、彼を動かすきっかけとなったことについて、うれしくなるような話をしてくれた。

実業家として大成功していた彼は、お金で買えるあらゆるぜいたくを楽しんでいた。エキゾチックな場所に旅行し、三軒の家を所有し（ひとつはフランスのアルプスにあった）、おもしろい友人たちにも囲まれて、とにかく楽しい人生を送っていたのである。四十歳の誕生日を迎え、自分に何をプレゼントしようかと考えていた彼は、鏡に映った自分の姿をじっくり眺めた。そして、腰のまわりにまででっぷりと脂肪がつき、肉体的には目も当てられない状態の自分の姿に気づいたのだ。

そこで彼は、豪華な品物のかわりに、ジョギングを始めて、とにかく次の一年間をシェイプアップに使おうと決心した。始めは、崇高な目的というよりも、老いていくことへの恐れにつき動かされていた、と彼自身も認めているが、とにかく誕生日の日にジョギングに出かけていった。一〇〇メートルといかないうちに、彼はせき込み、息も絶え絶えに止まらなければならなかった。ジョギングをするという決心を全うするためには、まずタバコをやめなければならないと彼は悟った。その日の夜八時までに彼は禁煙を断行していた。

四か月ほどたつうちに、健康を改善しようというジャックの新たな決意は、栄養への関心にも広がっていく。四十歳の誕生日の前には、ほとんど興味がなかった分野だ。さまざまな栄養プログラムについての文献を読み、やがて彼は、それまでの高脂肪食品ばかりの食習慣をあらためて、肉を抑え、おもに新鮮な果物と野菜を食べるようにした。

四十一歳の誕生日がやってくるころには、ジャックは絵に描いたような健康人となっていた。それと変わらぬほど重要なのは、健康に対する関心は、いつしか健康に影響する他の興味へとつながっていったということだ。ものの見方、信念体系、それに内面のニーズなどである。彼自身の言葉を借りれば、内面の自己を発見するために、人生を見直しはじめたのだ。事業に一〇〇パーセント集中していたころは、他の何にも、あるいは誰にもまったく関心はなかったし、どうでもよかった。満足感が、いつのまにか「満たされた無関心」の状態へとつながっていたのだ。だが、内面への旅を始めてからは、いつもつきあっていた人たちが何を思って生きているのかを考えずにはいられなくなった。

ある日、ジャックは、親しい友人や一緒に仕事をしている人たちを家に招き、自己探求の時間を過ごしてみたらどうだろうと思いついた。「みんなが家に着くまでは、このことを内緒にしておいたのはもちろんです」と彼は笑いながら話してくれた。何か新しい事業のアイデアについて話してくれるとみんな思い込んでいたのである。集まった目的について話すと、誰もが明らかに帰りたさそうな素振りを見せた。「でも、私がそこではいちばん金持ちでしたから、とにかく誰も帰ることはできなかったのです」。自分の策略に大笑いしながら、ジャックはこうつけ加えた。

その夕べは、まずジャックが自分自身の変革の過程を語ることから始まった。そして最後に、自分で気づいてはいないかもしれないが、そこにいるみんなも、わけのわからない業績ばかりを重ねる、終わりなき循環に陥っており、目覚めるのを待っている状態なのだ、と彼は締めくくった。ぜひ、その目覚めということについて探求してみてほしい、と。すると、ひとり、またひとりと、集まった男性たちが、自分のことをいままでとは違うかたちで語りはじめたのだった。仕事について、ライフスタイルについて、そして家族について……。最初は何となく気まずかったが、徐々にそれも消滅していった。最後には、月内にまた同じ目的で集まる約束をするほどだった。

半年もたたないうちに、この集まりは定期的なものに発展し、集まる人数も増えていった。やがて、話のテーマは、自分自身のことから、霊的な道の探求、グローバルな危機、さらには、自分にこれほど豊かなものを与えてくれたこの世界のために何ができるか、ということまで広がっていった。そして、参加者の一人ひとりが、地球をよくするためにぜひ何かをやろうという決意を表明した。このころには、自分自身のことを分かち合う集まりであると同時に、一種のシンクタンクともなり、自分たちの支援が役立つのはどんな人か、どんなプロジェクトかを具体的に話し合う場ともなっていた。

ジャックの旅がとくに味わい深い物語なのは、彼はすでに個人として一〇〇パーセント開花した人間のように思えた、ということもその理由の一部だろう。目覚めが訪れたときの彼は、やる気があり、決めたことに向かって行動する、自信にあふれた人間であり、その業績もすばらしいものがあった。そのため、自分自身の内面と向き合う必要のあるタイプのようにはとうてい思えなかったのである。しかし、集団の同族意識の中で規定される「個人」と、意識の進化という枠組みでとらえられる「個人」とは、その意味合いがまったく異なる。

同族意識がとらえる「個人」とは、せいぜい身体的なアイデンティティと自我の力が融合したもののことだ。外的な体験を通して私たちが知っている自己の部分が、自分の肉体的な容姿に対する気持ちと組み合わさったもの、という程度の存在にすぎない。だが、意識というレベルで考えると、「個人」とは、物理的・肉体的な自分を超えた存在であり、霊的な成長からくる内面の性格を体現し、集団が認めるか否かに関係なく、私たちに強さと持久力を与えてくれるものなのである。

人生が自分に合わなくなるとき

ジャックの内面の旅は、ほとんど思いつきといえるものから始まったが、ほとんどの場合、この旅は、何か深刻な人生の危機の結果として始まることが多い。ワークショップに参加したサイモンという弁護士が、自分の体験を語ってくれた。サイモンが弁護士になったのは、判事だった父が、父と子の法律事務所を開くことが夢だと言うのを、幼いころから聞いていたためだった。父親の野心にどれほど強く影響されていたかというと、三十代になるまで自分自身の野心をもってもいいのだということさえ気づかなかった、というほどだった。

サイモンは、彼の言葉で言うと、〝ぴったりスケジュールどおりに〟弁護士となり、二十六歳までには自分の弁護士事務所を構えた。二十七歳で結婚し、二十九歳で父親となる。当然、娘も弁護士になるよう育てることが期待されていた。それどころか、娘が誕生したときに父親が口にした言葉は、息子の最初の子どもが女の子になるとは思っていなかったが、女でも弁護士にはなれるだろう、というものだったのだ。

三十四歳になるころには、サイモンは神経衰弱寸前の状態だった。妻とは話すことはおろかセックスもできず、仕事上の責任も全うすることができない。家族から得られるサポートといえば、もっと長い休暇をとったらどうかという提案くらいだった。ある日、サイモンが事務所の窓の外をぼんやり見つめていると、秘書が部屋に入ってきて、ぎょっとするようなことを言った。「何かセラピーが必要ですよ。わかってますか?」

最初は侮辱されたように思い、実際、彼女にもそう言った。だが秘書は、別に侮辱するつもりはないが、どうもだんだん元気がなくなっているし、精気も失せているように見えるので、いろいろなプレッシャーが重なり、対応していく能力の限界を超えているのではないかと思ったという。「セラピストは、精神を病んだ人たちが助けを求める人ではありませんよ」と彼女は加えた。「ごく正常な人が、自分のまわりが狂ってしまったと気づいたときに手を借りる人なのです」と。

残念ながら、誰もセラピストは知らないとサイモンが言ったので、彼女は自分のセラピストのところに行ってみてはどうかとすすめた。彼女はすぐにセラピストに電話をかけ、翌週の予約を取ったのだった。サイモンは、このことはひと言たりとも誰にも口外しないと約束させた。

予約の日が来ると、彼はオフィスを抜け出して、セラピストのもとに行き、自分はここで何をしているのか、何をすべきなのかまったく見当もつかないと繰り返すのだった。

セラピストは、まず彼のこれまでの人生や家族、仕事などについてたずねることから始めた。そして、これまで彼自身、まったく考えたことのなかった質問をしたのである。

「自分では何をやりたかったのですか？」

「弁護士になって、結婚し、家族をもつことです」。彼は答えた。「いまあるとおりの人生です」

「本当に？　では何であなたはこんなに『満ち足りて』いるのかしら」。彼女は挑むような声でたずねた。「実はそれはあなたが求めていたものではなかった、という可能性は考えたことはありますか？」

そんなことは一瞬たりとも考えたことはない、とサイモンは言った。「では、いまそれを考えてみたら、どうなるかしら」。彼女はたずねる。

「いやあ、それはできませんよ」。サイモンは答えた。「それでどうなるっていうんですか。もうすべて決められているんですから」

セラピストは、翌週にまた話を続けましょうと言い、そのときまでに、これまでの人生でどんな選択ができた可能性があるか、また自分としてはどんな選択をしたかったか、あるいは考えるのも怖いような選択は何か、などを考えてみてはどうかといった。サイモンはこの宿題をやりたくはなかったが、もうこの問いが頭の中に埋め込まれてしまったので、好むと好まざるとにかかわらず、内面への旅を始めてしまったのである。

翌週、サイモンはほとんど眠れないという状態が続いた。思いは子どものころへと向かい、彼のためにすべて決められてしまっていた人生の計画や、当然のものとして期待されていた事柄などに思いを馳《は》せた。彼は、これまで体験したことのないほどの激しい怒りを感じはじめた。父に対して何を言ってしまうか、あるいは逆に自分の言いたいことを抑え込んでしまうのではないかと思うと恐ろしくて、とにかく接触を避けた。

妻は彼の不安感がさらに高じているのに気がついたが、セラピストにかかっているなどということは、おそらく考えただけでも彼女をパニック状態に陥れるとサイモンは思っていたので、どうしても打ち明けられなかった。次のセッションでセラピストに話せたのは、人生で何を望んでいるのか、まったく見当もつかないということだけだった。これまで、そのような問いについて考える機会をまったく与えられてこなかったからである。この一週間で気づいたのは、と彼は言った。職業から結婚の相手まで、とにかく人生のどの側面においても、自分が選択の自由を与えられたことはなかった……。言いかえれば、サイモンは一〇〇パーセント、同族意識の中で生きてきたのである。

「セラピストには、妻を愛していると言いました」。サイモンはつけ加えた。「でも、心の奥底で悟っていた恐ろしいことは秘めたままにしました。実は、妻にはまったく愛情を感じていなかった」

それから先の何週間かを通して、サイモンは自己発見の旅へと、一歩一歩導かれていった。彼にとっては、この旅の最初のころが、これまで人生でしてきたことのなかでいちばん解放感があり、しかも最も恐ろしかった。やがて、いまの人生を続けるのは、どうしても自分の心にかなわぬことだと思うようになった。これまでできなかったことを、もう一度すべて探求してみる時間が必要だと思ったのだ。ついに、家族に対しても、自分は休暇が必要なこと、それも仕事からだけの休暇ではないことを告げる日がやってきた。これまで自分に押しつけられてきた選択をすべて考え直し、それがはたして自分の望むものなのかどうか、もう一度見直す時間がほしい、と告げたのである。

結局、サイモンは弁護士の仕事は続けたが、企業関係の仕事はやめ、民事に方向を変えた。そしてその間に、ひとりの女性と出会い、恋に落ちた。セラピストの助けを借りながら、彼は内面の豊かな世界の探求を熱心に続けていたが、それにも理解を示してくれる女性だった。そして、彼の新しい選択を支持してくれなかった両親は、離婚についても受けいれることはなかった。

ワークショップで、サイモンは話をこう締めくくった。「いま、私は新しい自分を知りはじめています。そしていつの日にか、家族もこれと同じ自分を見てくれるだろうと思っています。家族との間に溝ができてしまったのは悲しいのですが、同時に、やっと私は自分に満足できるようになりました」

サイモンの話は、内面の個人が生まれることで、集団からの別離が起きるという、古典的な例といえる。人生で、何か自分がしっくりこないような気持ちが芽生えはじめる。いちばん親しい人たち、慣れ親しんだ場所が、元気に生きていくために必要なエネルギーをもはや与えてくれなくなってしまう。それが引き金となって、うつ状態が起きるが、なぜなのかはわからない。人生で何も変わっていないのなら、なおさらのことである。

もちろん、もっと深い部分では、何が起きていて、なぜそれが恐ろしいのか、私たちははっきりとわかっている。霊のはたらきの力について、私たちは何も知らずに生まれてくるわけではない。実はまったく逆で、内面での自分の変化、ものの見方や考え方の変化は、すべて自動的に人生の外面的な変化も引き起こすことが本能的にわかっているのだ。どんなにがんばってみても、その変化を止めることはできない。だがこれは、もし病気を治そうとしているならば、とても心強いことである。

自分を見直すということに対するサイモンの恐れは、内面で何かが目覚めはじめており、それが最終的に人生を大きく変える原因になるのがわかっていたために引き起こされたものだ。身体を変えられるだけの力をもつような感情的、心理的な変化を起こすくらいなら、自分の癒しのプロセスを無意識に妨げてしまうという人がたくさんいるくらい、変化とは恐ろしいものなのだ。

感情面を変える、気の面で自分を変える。そうすれば身体も変わるのである。私が好んで言うことだが、履歴が身体をつくっていくのだ。治癒の保証はありえないが、変化のプロセスへと飛び込んでいくことができれば、その可能性を最大限に高めることだけは確かなのである。

個人の力を目覚めさせる

個人の力を中核とする意識に移行し、そのエネルギー形態に自分を開いてみると、やがてわかってくるのは、自己発見の過程に終わりはないということだ。それどころか、自己を表現し、いたわるということが、例外的ではなく、ふつうのことになってくる。個人の力には、さまざまなものごとに関して、他とは違う優先順位、語る言葉、独自の価値観がある。これまでよりもずっと多くの課題に直面させられているように感じられるかもしれないが、それは、眠っていた可能性の扉の鍵《かぎ》を開けたからである。自分がもつことさえ許さなかった能力やものの見方、それに気の力を使うツールなどが、実は内面にあることがわかってくるからなのである。

一例をあげれば、自分のニーズが何かを探求し、それを口にすることが許されるようになる。自己表現の技術をつかむのはきわめてむずかしいことが多いが、それを学びたいならば、手助けを求めることが必要だ。そうすれば、個人の力によって燃料を与えられ、侵してほしくない境界線が見えるようになり、成長を支えてくれないような影響力から自分を守るというのはどういうことかがわかってくるだろう。つまり、自分を愛し、きちんと世話をしてやる必要があることがわかりはじめるのだ。私は、「子どものころにまわりからはもちろん愛されていた」と語る人はたくさん知っているが、「自分のことなどまったく考えずに人を一〇〇パーセント愛するためには、まず何よりも自分自身を愛さなくてはならない」と小さいころに学んだという人にはあまり会ったことはない。それよりも、人生半ばになって、自分自身を愛するという考えにやっと抵抗を覚えなくなってきた、という人のほうがずっと多い。

自己愛というのは、比較的新しく、しかも非常に誤解されている概念だ。それが、隣人を自分と同じように愛すべしという、キリストの戒めに当然含まれている結論であるのは火を見るより明らかなのにもかかわらず、である。もちろん、自己愛は問題を生じる可能性も秘めている。最初のほうの段階では、自己耽溺《たんでき》やナルシスト的な傾向として表れることもある。しかし、このような例も、実はいいことであるのかもしれない。これまで考えてもこなかった、守るべき自分の境界線をきちんと押さえるという課題を私たちに突きつけるからだ。だが、自己耽溺の段階に続くのは、自分自身の感情を探求するという真の必要性である。

いちばんいいかたちで表れる自己愛とは、まず自分自身をいたわることができて、現在のライフスタイルの中で自分自身を育《はぐく》み、新たな生命力を得るような選択ができることである。これが、たとえば毎日必ず運動をする、ということを意味する人もいるだろうし、定期的に都会を離れ、自然の豊かな場所に行くことだという人もいるだろう。マッサージ療法の癒しのタッチにふれること、毎月のフェイシャル・トリートメント、あるいはもっと社交的なことを求める人もいる。

自分について学び、自分を愛することを学んでいくなかで、何が表面に出てこようとも大切な点は、自分自身に対し、選択する権利を与え、自尊の念をもって接してあげるということだ。そうすれば、「自分を愛することができなければ、互いを愛することなどできない」という真理を、身をもって発見できるだろう。

「個人の力」に対して自分を開くことの最も意義深い側面は、新たに感じられる癒しの空気が、健康な人間になるのはどういうことかについて、これまでとまったく違う見方を提供してくれる、ということではないだろうか。健康な人とは身体に病気のない人だ、という旧来の不正確な定義を超えて、健康は、まず何よりも第一に、意識が決定するものになっていく。身体上の病、とくに苦痛を伴う病気を実際に抱えている人であっても、病の内に学びと意味が存在するという信念は、自分を支えていく希望とエネルギーを与えてくれることだろう。

身体が元気でいるためには、霊的なニーズが満たされなければならない――この気づきは、健康と癒しを維持するためのプロセスの根本的な一部となっている。また、私たちは、もしかすると（かなりの確率で、といったほうがいいのかもしれないが）、過去にいまとは違う生を生きたことがあり、現在の健康を含め、そのような前世がいまの人生にもそこはかとなく影響しているという可能性も徐々に受けいれはじめている。栄養と補助食品に関する知識、それに東洋、あるいは西洋のホリスティックな文化の内から発生してきたさまざまな癒しの療法に関する知識とがあいまって、これまで慣れ親しんできた対症療法の下す診断に異を唱えるような治癒の可能性が示されるようになった。

これらすべての要素は、もし自分に何らかの癒しが必要になった場合、大きなプラスになると同時に、驚くほどの選択肢を与えてくれる。究極的には、自己の深い部分について学ぶことは、健康だけではなく、物理的な意味での生活のあらゆる面の質を高めてくれる。目標は、この身体で生きる人生を一〇〇パーセント受けいれ、楽しむことにあるのだ。

象徴視点の力をもつ

私たちが得られる洞察のなかでも、象徴視点は、他と比べようもないほど強い力をもっている。元型の領域にふれることで、人生で起きる出来事の「物理的な」意味を超えて、神なる存在が、意識を進化させるために与えてくれた機会としてそれをみることが可能になるからだ。物理的存在よりも真の「現実」であり、手でふれることができるものよりもずっと強力なのだと神秘家たちが語ってきた次元が、象徴視点によってみえるようになる。

個人意識に比べても、象徴意識は、よけいな干渉の少ない状態で神なる存在と遭遇できる。永遠と呼ばれている高次の波動レベルを知覚し、それを豊かな内的体験として、霊的な出合いとして、あるいは何らかの心霊的な体験として顕現させることができるのだ。また、自然との深遠な関係、創造性の表現、さらには尋常ではないレベルの創造的洞察、突破口、解決策などのかたちをとることもある。

これまで述べてきた三つの力の形態を、人生で遭遇するあらゆる危機や問題にどうあてはめればいいか、詳細にわたるステップを第六章で解説する。だが、いまの段階では、それがどういうことなのか、象徴意識の力と美をすこしだけ味わってもらいたいと思う。

たとえば、何か深刻な病気の診断を下されたとする。そのような診断をされると、ほとんどの人はショックを受け、場合によっては怒りさえ感じるが、これはごく自然な反応だ。しかし、いずれは、この新しい状況に対処し、外からの何らかの処置を受けなければならないから、薬を飲みはじめる。治癒を助けるように、食べ物も変えるかもしれない。

何週間かが過ぎて、自分の願っていた結果がもたらされないとき、心の中である声がささやきはじめる。「なぜこんなことが自分の身に起きるのだ。ちょうどすべてがうまくいっているというのに……」。あるいはこうたずねるかもしれない。「別に驚くことじゃないさ。いつも自分にはひどいことばかり起きるんだ。もう慣れているはずだ。奇跡など起こるはずもないし……」

そしてうつ状態がやってくる。まわりの人たちはみな、何とか希望をもたせようとするが、自分の生きている世界のどこにも希望など残されているとは思えない。すると、自分のおかれている状況をまったく違う見方で解釈してくれる人に出会う。そしてこう言われる。「私たちは誰でも、自分が犠牲者であるように感じる部分をもっている。それを考えてごらんなさい。親密な関係になったときにこの犠牲者の部分が表に出てくる人もいる。何か意見を求められると出てくる人もいます」

新しいアドバイザーに、それはよくわかる、とあなたは答える。自分を含め、いまの例全部にあてはまる人を知っているとも……。

「そのとおりです」と言われる。「みんな犠牲者を自分の内に抱えています。だからこそ、その犠牲者の部分を自分自身のものとしてとらえ、影響されてはいけないのです。人間の心理を形づくる、ごく自然な一部にすぎないのですから」。そして、今度はこう聞かれる。「もしもあなたが、自分の内面にあるそういう部分に直面し、その悪い影響力をすべて打ち払う機会を与えられるとします。それをあなたは受けいれますか？」

一瞬考えたあなたは、やってみるだろう、と答える。すると、その部分を手放すということは、直接体験する性質のものでなくてはならない、と言われる。自分の犠牲者の部分に真正面から対峙しなくてはならないし、出合う状況も、この力に対抗できるような力をもつ部分を発見できるように、犠牲者が最も強力に現れてくる状況となる。いいでしょう、とあなたは答える。すると、身体に病気が起きる。これがその機会なのだ。そこであなたはまた、たずねる。「どうやって内なる犠牲者と直面したらいいのでしょうか」

「病気は自分を犠牲者だと感じさせますか？」とたずね返される。

「はい、何の力もなく、汚され、打ちひしがれ、身体に裏切られたように感じます。怖いのです」

「そうしたら、その気持ちに焦点を合わせてごらんなさい」。あなたはこう指示される。「病気に、ではありませんよ。そして、これから言う真理を導きとしなさい。難題が起きても、それをけっして自分自身のものと考えて打ちのめされてはいけません。それが病気であろうと、人間関係にまつわる心の傷だろうと、仕事の面での危機でも同じことです。

最初の一歩は、その難題から自分を分離することではなく、その危機があなたの内面に引き起こす、「自分は犠牲者である」という感情にしっかりと直面することなのです。二番目のステップは、その気持ちの中に、まっすぐ入っていくことです。問題は病気ではありません。このことを毎日一〇〇回でも、必要ならば一〇〇〇回でも繰り返しなさい。問題は、病気があなたの内面に引き起こす、力の喪失感なのです」

「そうしたら、今度は自分に力を与えてくれるようなものを探し求めていきなさい。身体に力がみなぎるような選択をするのです。信じる心、という概念を育み、内面にある自分の霊とさらに親密になるにはどうしたらいいかを考えるようにします。問題は病気そのものではない、ということを自分に繰り返し言うことを忘れずに。あなたはこれまで、いつも打ちひしがれ、怖くてしかたがないという気持ちにさせてきた内面の部分と直面しているのであり、病気は、その怪物に真剣に立ち向かっていくための手段でしかないのです」

「そして、自分のもっている強さに意識を向けなさい。それがどんなにささいなことのように思えても、毎日自分が達成できたことを祝福してあげましょう。象徴的にみれば、どんなことでも、達成すること自体が大変なのです。いつも自分に影響を及ぼしてきたパターンを、強さ、弱さの両方の面から探してみなさい。そして、力を弱めるほうにはたらくパターンに対し、その姿を見せるように招いてあげるのです。一日ひとつでもかまいません。それが何かを見きわめ、同じパターンにはまらないように、いままでとは違う選択ができるようにするためです。そして、実際に新しい選択をしてごらんなさい」

「日一日と、あなたの内にある犠牲者は力を失い、勝者が強くなっていきます。日一日と、自分の人生との絆《きずな》が深まっていくのを感じるでしょう。振り回されてしまう人生ではなく、自分の力で方向を定めていると感じられる人生です。それがあなたの人生のあるべき真の姿です。生きたいと感じさせる人生でなくてはならないからです。力を得るということは、自分には何でもできるという気持ちにさせてくれるものなのです」

「やがてある日、もはや内なる犠牲者のことをまったく意識していない自分に気づくことでしょう。新しい人生をつくり出していくことでも、あるいは充実して生きてきた人生の終わりにそれを手放すことであろうとも、直面せねばならないことならば、何でも直面していける強さがもうあなたにはあるのです。生きるという体験自体が、普遍的な意味で非個人的な性格のものであることを悟りながらも、自分の人生に個人的に深くかかわっていく――これこそ、まさに自分を知る、ということのあるべき姿なのです」

ここで一例をあげてきた、元型という観点からものを眺める見方は、自分の内面に育むことができる視点のなかでも、最も満ち足りた解放感をもたらす力をもっている。これを同族意識の力、個人の力と組み合わせることにより、象徴意識は、ネガティブと思える人生の難題を解釈し、たとえそれがすぐにわからなくても、その一つひとつが実はポジティブな贈り物であると気づく力を与えてくれる。

象徴視点は、時間を超越する。永遠を視点に据えたものであり、人間の体験の範囲内でこれまで得られたすべての真理を含んでいるものだ。このことに気づけば、あらゆる世代、あらゆる文化に属する偉大な霊の道の師、哲学の師の教えに、誰でも自由にアクセスすることができるし、今日の状況にあてはめることにも何の障害もないのだとわかる。今日のさまざまな危機は、まだこれから顕現する出来事、すでに起きた出来事すべてとつながっていること、そして、いまという瞬間に自分がどういう反応をするかが、過去、未来の両方に影響を与えることに気づくこともできるのである。

象徴意識は、強さと真理の泉であり、そこにふれる者は、どんな危機であろうとも生き延びることができる力をもつ。さらには、人生の目に見えない次元、象徴的な次元のもつ力が把握できない人にとっては神話的な存在でしかない、「復活」を体験することもできる。

象徴意識の力は、私たちの誰にも備わっているもので、第8チャクラの核をなすものでもある。第8チャクラは、身体の上方で振動する力の中心点だ。その性格は、半分は個にかかわるものでありながら、半分は個を超越しており、自分の真のエネルギー、真の本質を発見すべく内面へ飛び込んでいくように、私たちを永遠に招きつづけている。それは、無意識レベルの自己、外に出てきて、意識にとっての力強い同胞となりたいと願っている部分だ。それも、歓喜に満ちた物質界との接触から私たちを引き離すのではなく、人生を、あますところなく知るだけの力が自分には欠けているのではと恐れずに、そのすべてを体現していく自由を与えてくれるものなのである。

啓示を受ける

どんな状況下でも、その出来事の裏にある意味を探し求めるという選択肢が私たちにはある。場合によっては、それは単に、自分に起きた出来事には何かプラス面の理由があるはずであり、縁があって適切なときが訪れればその意味は明かされる、と信じるだけであるかもしれない。危機が訪れているときにこの考え方が容易にできるとは言いがたい。病気が生死を分かつようなときにはなおさらである。しかし同時に、これは最も強い力と明《めい》晰《せき》な啓示をもたらす反応であることも確かなのだ。

危機に反応するのに、私たちは、集団、個人、象徴視点という三つの力を、自分が身につけた順に使っていく。歴史的にも、個人としても、これはまったく同じプロセスだ。反応は自動的ともいえるものである。状況に対処するやり方をプログラムされているのだ。たとえば、病気の診断を受けると、まず最初の反応は、地震に対するものに似ている。足もとの世界が根底から揺るがされる。まったく予期していなかった何か強力なことが起こり、人生でいちばん大切なものを変えてしまうかもしれない。まわりの人間との関係や、仕事の先行きも例外ではない。このような段階で、少なくともすぐに肯定的な面を考えたり、地平線の彼方から希望の光が差すのを見るということはほとんど不可能に近い。このため、私たちはまず病気に対して同族意識で反応しようとする。これほどの脅威を与える可能性のあるものは、最初にその物質的レベルでの意味合いをつかむ必要があるからだ。その病気について理解を深め、どんな措置の可能性があるのかなどを知り、病に対応していけるように生活を変えていかなければならない。

病気という危機が、低いほうのチャクラを通して同族意識に浸透したあと、それは徐々に個人の心へと入っていく。この移行は重大であるとともに、大きな恐れを伴うものだ。なぜなら、同族意識のレベルで考え、行動しているうちは、私たちの体験も集団の支援を受けることができるからである。しかし、それが個人の精神の領域へと入り、心理的、感情的な反応を引き起こすとき、私たちは自分だけでやっていかなければならない。明日はどんなことに直面しなければならないのか思いめぐらせながら、夜中にベッドに横たわる自分にささやきかけてくる恐れを黙らせることは誰にもできないのだ。

だが、この恐れに満ちた旅の真っ最中に、絶望から抜け出し、内面の対話を求める機会がやってくる。そしてそこからは、物理的な状況を超越した洞察や啓示が現れることも充分ありえる。そのときこそが、象徴意識への移行なのである。

この対話の三つの段階は、次のようなパターンで起きる。

集団意識――家族が、「この病気はみんなに起きていることで、一緒に闘っていこう」という考えをとる。医師は、データをあげて、医療措置が他の人々にはどんな効果をもたらし、他の患者はこの病気にどう対処したかを説明する。共通しているのは、この病気は集団として立ち向かっていくべきもの、という認識であり、そこにある根本的な問いは、「なぜ私たちにこういうことが起きるのか、どうやって一緒に対処していくべきか」となる。

個人意識――いま直面しているのは、実は個人としての自分が対処すべき問題なのだという、実際の姿で病気をとらえられるようになる。それは、「私たち」ではなく、「自分」に起きていることなのだ。そのあとに出てくる問いかけが、ふつう最も深い恐怖をもたらす。「こんな目にあうなんて、自分はいったい何をしたというのだろう?」。なぜ自分に、ということさえわかれば対処していけるかのように思ってしまう。この段階では、自己憐憫の感情や、うつ状態が精神に浸透し、身体の病気と変わらぬほどの深刻な危機となることもある。

象徴意識――このような状況で、どんな医療措置よりも自分を助けてくれる考え方がある。それは、いま起きていることをそのまま額面どおりとらえて反応するのではなく、象徴的にとらえていく力である。「どうして自分に？」と問いかけるよりも、さらに深く、より真実に近い問いは、「どういう理由でこれが起きているのか、どんな意味があり、どうすればいちばんいいかたちで対処できるだろうか」というものだ。いま起こっていることを、できるかぎり自分を超越した視点から思い描き、それができたら、まさにその瞬間に、自分に最も大きな力を与えてくれる対応方法は何かを、この新しい視点から考えてみよう。自分が直面している危機を、まったく知らない人に起きているというふうに考えてみて、自分ならその人にどんな助言を与えるかを問いかけてみる。すべては「理由《わけ》」があって起きることであり、その理由を受けいれ、信頼することが不可能を可能にする力をもつ、という霊の道の教えを参考にするとよい。

この視点に自分をおくことができれば、啓示や、きわめてはっきりとした洞察を得ることも可能になる。象徴的な次元からは、いまという瞬間をはるかに超えて、病気を人生全体の文脈でとらえることもできるのだ。内面にある元型《アーキタイプ》のパターンをはっきりと認識し、理解するとともに、その部分との対話もできるようになり、人生の浮き沈みをつくり出してきた難題が、実は繰り返されているということもはっきりとみえるようになる。このプロセスを通して、人生という自分に与えられた「謎《なぞ》」を生きていくことが、ずっとやりやすくなるだろう。それは、この「謎」の中から安心感を引き出す手段をあなたが身につけたからなのだ。たとえ人生に答えがわからない部分があったとしても、もはやそれが原因で過去に執着し、前に進めなくなるということはなくなり、逆に自分の進化の道についてさらに深く、豊かに知ることができるようになる。これこそ、真の啓示が得られやすい環境だ。象徴意識は、内面にある恐れを、ただの意味のない言葉にしてしまう力を秘めている。象徴視点をもつことで、病気という物質界での難題に、「永遠」というものに対する実感を手にして立ち向かっていくことができるのである。

ここにあげた三つのレベルの力を、内面の自己がどう展開していくかを示してくれるモデルであることを念頭において、今度は癒しという謎と自分との関係を調べてみるときが来たようである。

第二部

治るには

第五章

癒しの混沌を通り抜ける

病気の発生には、思考や感情が何らかの役割を演じており、よい方向に思いを向けると癒《いや》す力を増すことから、治癒に関するさまざまな分野では、これまでの外的医療一本やりから、その人の内面の精神的、霊的な本質に対する関心へと焦点が移ってきている。さまざまな療法のなかで、心と身体、そして霊を組み合わせて考えることが一般的となり、それは洋の東西で実践されている多彩な措置法を取り入れることにつながっていった。補完医療と呼ばれるこの組み合わせと、さらに霊性にも意識を向けることによって得られる力は、慢性病、あるいは末期の病気を癒し、健康を維持し、老化の過程を遅らせるのに役立っていくことは間違いない。視界の中にこれほど多くの選択肢が浮かび上がってきたいま、癒しを求めていくという課題は、見分けのつかない混沌《こんとん》状態にも思える。混沌の中をどう動いていけば、自分に最適な癒しの道を見つけることができるのか。内的な霊の道の実践と、外的な治療措置との適切な組み合わせは、どうすれば見つかるのか。

ひとつの方法は、自分の身体、自分の人生が、チャクラのエネルギーをどういうかたちで反映しているか理解し、それを実践して生きることだ。この方法を使えば、霊に対し、また、個としての自分の内面にある神なる力に対し、エネルギーを与えるのに役立つ。同時に、自分の外に存在する、親のような神という古ぼけた概念は手放さなければならない。報償と罰という価値基準で人間を扱うこの神は、牡羊座と魚座の時代の教えのなごりなのである。あらゆる思考、あらゆる行いには本質的に神なる力が隠されていること、そして内なる力が意識をさらに高めるよう導いてくれるということに気づこう。内面に存在する神の本質をよりよく知ることで、自分には内なる力があることが明らかになり、人生のどんな体験であろうと、実はこの力とともに「共創《コウ・クリエイト》」しているのだとわかるようになる。健康もまた例外ではない。

これからの私たちは、自分の霊的な側面に目を向け、育《はぐく》むことが要求される。ピアノを弾いていても料理の腕前が上がるわけではないのと同様に、ふだんのままの生活を続けていたのでは、霊的な力を強めるプロセスを始めることはできない。人間の霊的な面は、祈りや瞑想《めいそう》といった霊の道の実践を通して、毎日育んでやることが必要なのだ。実践によって気系は滋養を与えられ、心、精神、そして霊をひとつにする助けとなっていく。

しかし、霊の道の実践は、健全な生活をすることと同一ではない。ひとつの実践の道を選んだからといって、この二つの目標が同時に達成されるわけではないのだ。健全な生活とは、充分な運動をして適切な栄養をとり、有毒な物質を体内に入れるのを避けて、きちんと意識をもった生活習慣を守ることなどだろう。しかし、どんなに厳しい規範を用いたとしても、健全な生活が病気の発生を必ず防いでくれるわけではない。ただし、その確率は確実に減る。

霊の道の実践は、魂の成長と、全般的な健康をもたらすのに役立ち、健全で非破壊的な行動へと導いてくれることは確かだが、これもまた完璧《かんぺき》な健康の保証となるわけではない。これまでもみてきたように、ひらめきを得たり、霊の力をさらに深く感じられるようになるために、逆に病気という難関に耐えることを求められる場合もある。

もしもあなたの霊の旅に病気の姿があったなら、その病気がもたらすべき変化を自分の魂が起こしはじめないかぎり、どんな医療措置であろうと、治癒をもたらすことはないだろう。医療措置や補完医療のさまざまな方法、栄養やライフスタイル全体を変えることもある程度は役立つし、当然求めていくべきものだ。

だが、霊的なレベルでの課題として病気と直面しているときの最も効果的な治癒手段は、霊の道の実践をよりどころにして、自分に必要な洞察を得ることなのである。このような実践は、自分の霊の力やその叡智《えいち》をさらに強めることを通して、病にもちこたえ、治す手段ともなりえるし、あるいはそれが、神の意志の求めることならば、今生の人生を手放す準備をする助けともなりえる。深い部分で信じるものの対象を、物質的な領域から霊的な領域へと移さなければならないのだ。

これがうまくできた人たちは、他の人間にとってすばらしいインスピレーションとなることができる。彼らが危機にどう対処したのかをよくみてみることで、自分自身がどう対処したらいいかについての洞察を得られることもあるだろう。

ジェリーという、有機農法を実践していた知人がいた。だが彼は、霊の道の実践と、病気を治すために、ある習慣を実践することとの違いが理解できなかった。ジェリーは、自分の食べ物となる作物を育てられるよう、小さな農場に住んでいた。菜食の料理の腕もよかった。肉体の鍛錬にも本気で、住んでいた農場の家には運動用の器具が満載してある部屋があり、毎日二、三時間の運動は欠かさない。きわめて精力的なタイプで、温かく、親しみのもてる性格の持ち主だった。だが、同時に彼は怒りに満ちた人間でもあった。オーガニックな生き方について学ぶ必要性について語るとき、環境に対する意識の欠如した人々が、地球にどれほど害を与えているかを糾弾してやまないのだった。人生に対する情熱的な取り組みにも、どこかネガティブなエネルギーがあり、そのせいか、自分と同じ考え方をもたない人たちを軽蔑していた。

三十九歳のとき、彼は骨のガンとの診断を受けた。これには彼自身も、まわりの人々も仰天した。友人たちは、近くにいる人、全国的に知られた人を含め、あらゆる種類の治療家を推薦してきた。彼は少なくとも一〇人以上のヒーラーに相談をもちかけたが、その多くは、身体に鉄分とアミノ酸を補うよう、肉を食べることをすすめた。ジェリーはまったく耳を貸そうとはしなかった。彼にとって、肉を口にすることは、自分のライフスタイルと霊性をないがしろにすることを意味していた。ヒーラーたちの進言が彼を怒り狂わせたのは、長年にわたって充分な栄養をとってこなかったと暗に言っていたからなのだ。

友人たちも、しばらくの間だけでいいから、食べ物を変えて、何かよい結果が出るかみてはどうかとすすめた。健康を取り戻したら、また菜食に戻ればいいと言いつづけた。だがジェリーは、オーガニックなライフスタイルを守ることは、自分の霊性の表現であり、健康を取り戻すにもそれだけで充分なはずだと信じていたのだ。環境保護の声の役割を果たすことに捧げた人生に妥協は許されず、高次の意識に至る道もそれしかないと信じていた。

数か月が過ぎていくうちに、状態は悪化した。友人たちは、彼が抱えていた内面の深い怒りを鎮めるために、霊の道の修練を重ねた人に助言を求めるよう乞《こ》いた。ジェリーは、この病気をもたらした神に裏切られたと感じ、どんな霊の道の師であろうとも、栄養のことなど考えてもいないような者たちが元気でいるのに、自分の健康なライフスタイルがなぜ末期ガンにつながったのかを説明できる人などいるはずがないと思っていた。いつしかこのジレンマは彼の思いを支配するようになり、やがてきわめて悪《あ》しきとらわれとなって、癒しに向けるべき意識をどこかに吹き飛ばしてしまったのである。

ジェリーは結局この世を去ったが、死の訪れの日まで、自分の人生は無駄でしかなかったと思い込んだままであった。「地球の神」を含め、信じてきたあらゆるものが病気を治すことができなかったという理由からだ。ジェリーの人生は、肉体の健康と、慈しみ、祈り、そして内省という純粋な意味での霊的な実践を混同してはならないことを教えている。私は、瞑想的でもある農作業や肉体の鍛錬とともに、もしジェリーが祈りの習慣を実践していたらガンにはならなかったとか、病気を治せただろうなどといっているわけではない。しかし、内省的な、真の霊の道の実践は、身体を訪れたこの難関について、まったく異なった洞察を与えてくれたことだろう。感情的にも心理的にも、自分には実はさまざまな選択があるのだということがみえたかもしれないのである。

有機農法は、それ自体が霊的な実践であるという信念を彼はもっていたのだから、たとえば毎日の農作業に意識して瞑想を取り入れることもできただろうし、多少なりとも祈りに時間を割こうという気になる可能性もあっただろう。怒りでは、地球を癒す必要性を人々に感じさせることはできないということにも気がついたかもしれない。あるいは、この困難を象徴視点から俯瞰《ふかん》し、自分は、実はいま必死に浄化しようとしている地球と同じ痛みを感じているのだ、というような観点さえ得られた可能性もある。このような洞察があったなら、たとえそれが、深い洞察とひらめきを備えた強力な環境保護のリーダーとなるためだけであったとしても、新たな情熱をもって病気と闘うことができたかもしれないのである。

癒しは、身体、霊性の両面で生活を変えることを必要とする。ライフスタイルと、霊的な実践の健全な変化は、同じ目標に達する並行した道であり、毎日両方の道を歩むことが必要なのである。ワークショップに参加したジェフという男性は、この二つの道を歩むことができた。二十四歳という若さで、彼は心臓病だという診断を受けた。当時、彼はスポーツやボディビルが好きで、コンピュータの事業を始めたばかりだった。ひと言でいうと、診断は、彼の心臓には「穴」がある、というものであり、当然ながら彼も家族も大きなショックを受けた。

この診断を受ける前、ジェフは霊性にはまったく関心がなかった。しかし、病気のことがわかってからは、この病状に適した栄養や運動などについて、あらゆることを学ぼうとした。だが、「自分の口から霊的な言葉など出たことはなかった」と彼は言う。ある晩、眠りに落ちる前にうとうとしていると、「私を信頼しなさい」という声が聞こえた。この出来事を話してくれたとき、ジェフは、この声は、大きいと同時にやわらかいものだったと言った。彼の頭には「誰を？　誰が自分に話しかけているのだ？」ということしか浮かんでこなかったという。

次の日、ジェフはこの声のことがどうしても頭から離れなかった。その次の日も、また次の日も同じだった。この声が命じたことを考えつづけて一週間がたったころ、日課の散歩の途中で教会の前を通りすぎる。「どの宗派かなんてことさえ考えませんでした」と彼は思い出して語る。「とにかく覚えているのは、中に入り、いちばん前の席に座ったということだけです。壁にかかった十字架を見上げて、声に出して言いました。『私に話しかけたのは、あなたですか?』。すると、突然に、間違いなくそうであることがわかったのです」

ジェフが教会を出たときには、いま自分に起きていることには何か神なる存在の力がはたらいている、という深い信念に満たされていた。毎日の祈りを始め、「霊性について語り合う」人たちを探し求めた。そうした人たちとの出会いで彼が最も驚かされたのは、夜聞いた声のことを話しても、誰ひとりとしてそれが本物かどうか疑問をはさまなかったことだ。それどころか、これほど当たり前のことはない、といった感じなのだ。

ジェフは瞑想や視覚化法《ビジュアリゼーション》について学び、霊性に関する本をたくさん読んで、そこに深い心の安らぎを感じることができた。それまでは、霊に対しても、身体と同じように滋養を与えてやる必要があるなどと考えたことはなかったが、毎日その両方をきちんと実践するようになった。そして、いま直面している課題は、実は自分が生きるか死ぬかということではないとまで感じられるようになったのだ。大切なのは、この先何が待っているかまったくわからない状態を受けいれ、しかもどちらの道にもきちんと向かっていくことができる、ということだった。

二年を経ずして、ジェフの病状は完全に回復した。医師もこれには驚き、このようなケースでの回復はまれだと語ったのだった。このころまでには、彼は深い充足感を感じられるところまで成長していた。「職場では、人が心を落ち着かせるために私のところにやってきます」と彼は語る。「私と話していると、ものごとがよくわかり、日常の小さな出来事に気分を悪くしたりしないようになるとみんな言ってくれます。まるでカウンセラーかセラピストにでもなったような気分ですよ。それはそれでいいのですが、そんな役を演ずることになるとは思ってもみませんでした。でも、こういうかたちで人を助けるのが私の役目だったのだと思います。よい方向に向かう思いを静かに伝えてあげて、明日はもっといい日になるという希望をもたらすということです。象徴的にみると、私の病気が心臓病だったのは、このためだったといまは信じるようになりました。あの病気は『心』を開いてくれたのです」

私自身が体験した癒しへの恐れ

真の意味での癒しは、ひじょうに恐ろしい旅でもある。病気は、一部の人たちにとっては、物理的な安全を与えてくれるものであり、人生の変化のスピードを遅める役割を果たしてくれるのだ。内面に抱える問題に直面したり、自分を変えることを避ける、安全な逃げ場を提供してくれたりもするだろう。そして、すでに述べてきたように、深刻な病気になると、それがなければとても得られないようなレベルの、まわりからの同情と注目を集めるという体験をするかもしれない。深いいたわりの気持ちとこれほどの注目は、とても誘惑的であり、回復したらこれがもうないのだという思いを、感じとれないほどのかすかなものではあっても、植えつけることもありえる。

これもすでに指摘したことだが、自分の内面や、人生で繰り返されるパターンを見つめたときに現れてくる元型《アーキタイプ》について学ぶことは、人間の意識の内にある最も広大で明るい領域への入り口となる可能性を秘めている。いまでこそ認められることなのだが、こんな話をしている私も、実は病気を通して自分自身の抱えるパターンや恐れと直面することを余儀なくされるまでは、そう思ってはいなかった。

一九八二年、私はニューハンプシャー州に移り、スティルポイントという出版社を共同で設立した。第一章で述べたが、会社を設立した私たち三人は、人間の意識改革運動をさらにすすめるような著書の出版を専門にしたいと思っていたが、私自身にとってそれは、自分がより意識の高い生き方をする決意というよりは、仕事のうえでの目標という性質のものだった。ホリスティック医学にかかわるまで、私はシカゴでジャーナリストとして働いていたが、不健康な生活をしていたにもかかわらず、健康状態は完璧だった。タバコを吸い、何リットルものコーヒーをがぶ飲みし、運動などはまったくせず、何を食べるかについても意識したことさえなかった。酒は飲まなかったし、ドラッグに手を出すこともなかったが、他にやっていたことをすべて考え合わせれば、体内に充分な毒素はたまっていたのは間違いないだろう。ニューハンプシャーに来てからすぐ、私は慢性の腰痛に悩まされはじめた。痛みがひどすぎて、同じ日に二回もカイロプラクティックのセラピストのところに行かなければならないこともあったくらいだった。

同時に、ストレスからくる果てしない偏頭痛と鼻の痛みに襲われた。一日で治ることもあれば、一週間ずっと続くこともあった。とくに印象に残っているのは、五週間も頭痛がずっと治らなかったときのことだ。もうこれ以上ひどいのはありえないだろうと思ったが、それは間違っていた。数年後、私は、五月から実に八月の終わりまでずっと続いた頭痛を体験することになる。

この頭痛が始まったころに、私は慢性疲労症候群にも悩まされるようになった。いま思い返してみれば、これは驚くほどのことではない。何しろ私たち三人は、会社を軌道に乗せようと、ほとんど寝ずに働いていたのである。仕事のために割いていた時間と、治まらない痛みのために、私の睡眠のパターンはきわめて不規則になった。夜中じゅう痛みのために嘔吐《おうと》を繰り返してほとんど眠れず、さらにその極度に衰弱した状態のまま、翌日オフィスに行き、勢いをつけるために果てしなくコーヒーを飲みつづけながら、十時間、十二時間と仕事をする、というようなこともしばしばだった。

ちょうどそのころ、さまざまな本を通じ、心理学関係の売れ筋概念として「傷ついた子ども」の元型がよく使われるようになっていた。内なる傷ついた子どもについて語り、現在の行動パターンを、内なる子どもが抱えたままで消化できずにいる傷のせいにする、という人たちの話を何度も何度も聞かされた。みんな頭がおかしくなっていると私は思い、もともと歯に衣着せず何でも言ってしまう性格なので、思ったとおりのことをずけずけと口にしてしまうことが多かった。おかげで私には、内面の危機が訪れたときに相談してはいけない人物としての評判が立ってしまった。

慢性疲労症候群が最悪の状態だったあるとき、友人のサリーがよく知っているヒーラーのところに私を連れていきたいがどうか、と言った。「で、その人はいったい何をしてくれるっていうの？」。いつものようにお世辞にも外交的とはいえない言い方で、私はたずねた。彼は手かざしで人を治すのよ、と彼女は言う。またまた上品とはいえない言葉で、彼女の提案への感想を伝えたところで、この話はとりあえず打ち切りとなった。だが、ある日、私はどうしてもベッドから起き上がることができない状態になってしまった。その朝、私はサリーに電話をかけ、ヒーラーに会うよう手配してくれないかと頼んだ。力がなくてとても運転できないので、迎えに来てもらわなくてはならない、ともつけ加えた。

その電話から一時間もたたないうちに、私たちはこのヒーラーのところに向かっていた。途中、サリーは、彼のもつ力と、自分がそれをどれほど信頼しているかを語りつづけた。彼がオフィスとして使っている木造の別荘風の家に着くと、診療室を兼ねた部屋に案内された。どうしたのかとたずねられ、とにかくエネルギーがないので、ブースター・ケーブルでエンジンをかけてくれればいいのだ、と私は言った。彼は私の目を見たあと、頭上のほうに目をやった。この目の動きを二、三回繰り返したあと、彼は椅子によりかかり、腕組みをした。「あなたのお力になることはできません」と彼は断言した。入り口のほうに私を案内すると、またきっと私のところにやってきます、と口にするのだった。世界が終わりになろうとこんなところ来るもんですか、と言い残し、その場を去ったが、言葉に言い尽くせないほどの孤独感と、神に完全に見捨てられたのだという気持ちでいっぱいだった。

話を聞いたサリーはショックを受けていた。帰り道、彼女は彼の態度について謝ってばかりいた。あなたのせいじゃない、と私はなだめたが、彼女の顔には罪悪感があふれていた。しばらく沈黙が流れたあと、サリーはやわらかい声でこう言った。「あなたは自分の内なる子どもとつながりをもってみるべきだと思うの」

もちろん、私にとってこれはいちばん聞きたくない言葉であり、これ以上最悪なタイミングもなかった。「そんな内なる子どものナンセンスなんか聞きたくないわよ！」。私は半分叫んでいた。「そんなものがあったとしたって、私の内なる子どもは傷ついてなんかいませんん。ひどい子ども時代もなかったし、家族が離散していたわけでもない。両親はいまでもいたわり合っているし、いつも私と弟を愛していてくれたわ。いったいどうして、この内なる子どもが傷つくっていうの?」

サリーは、子どもも時代の傷というものは、いろいろなかたちでやってくるものであり、子ども時代がどんなに幸せに思えたとしても、誰もが幼いころに何らかの傷を負うものだと思う、と言った。あなたはこのナンセンスで頭がいっぱいになっている、と私は忠告し、そんな状態からはすぐ抜け出したほうがいいのではないかと言った。

家に着いてサリーの車を降り、寝室に入ると、私はベッドに倒れ込み、腐臭漂う自己憐《れん》憫《びん》の深い奈落へと沈んでいった。私は自分が自分を哀れんでも当然だと考えていた。人生を賭《か》けて代替医療法に関する本を出版し、人々の癒しを助けようとしているのに、自分がいちばん助けを必要としているときになると、代替医療の世界はまったく期待にこたえてくれないのだ。

この自己憐憫のブラックホールからは、ヒーラーとの出会いから十日間ほど抜け出せずにいた。しばらく時がたち、サリーも気持ちが落ち着いたので、彼になぜ私を助けるのを拒んだのか聞いてみた。彼の答えは、私の後ろに何かの存在がいて、私に手をふれるなと言った、というものだった。彼女からこの不気味な話を伝えられても、私の内面の澱《よど》みが取り除かれることはなかった。ところが、その数日後、この男性のもとで働いていた何人かの学生が、女性のクライアントに、いわゆる「ヒーリング」だけではなく、セクハラ行為をしていたと聞いたのだ。

まったく見捨てられたと思っていたときに、実は自分が守られていたというこの事実を前にして、私は畏敬《いけい》の念に言葉を失った。だが、この驚くべき出来事にもかかわらず、私の状態は治癒せず、自己憐憫の情はすぐに戻ってきてしまったのだった。

一九八五年当時、出版界に身をおきながら、直観医療者としての活動を始めていた私は、ニューイングランド地方のあちこちから、エネルギーと病気との関係について講演するよう招かれるようになっていた。ちょうどそのころ、ニューハンプシャー州北部で、あるとてもすてきな歯科医のグループのためにワークショップをすることになっていた。私のやり方は、これまで助けてきたクライアントのケーススタディや、そこにまつわる話を取り入れていくというものだったが、まだ始めたばかりで経験も限られていたため、私はおもに自分の病気のことについて語った。自分のことをしばらく話したあと、ひとりの歯科医が手をあげ、鋭い質問をした。「あなたのような年齢の方が、どうしてそんなにたくさん子どもの病気にかかるのでしょうか？」

その瞬間、私は、そんなものがいるはずはないと思い込んできた内なる子どもが、みずおちのあたりから飛び出してきて、自分の目をまっすぐに見つめているかのように感じた。その子どもは笑いながら、あたかもこう言っているかのようだ。「これまでずっと自分が人生をコントロールしていると思い込んできたでしょ？　もう一回よーく考えてみることだね！」

私は、仰天し、怒り、混乱し、そして好奇心をいたく刺激された。ワークショップが終わってから、この体験とその意味について思いをめぐらした。内なる子どもを真剣に見つめてみると、なるほど、もっと探求してみるべき面が自分の人生にあることが見てとれたのだ。

だが頭痛は続き、一九八〇年代の後半には、もうこれが治ることはないのだと思うようになっていた。その間、全国各地で開かれるワークショップで教える機会がどんどん増えていき、そのおもなテーマも、どんな病気でも治癒が可能だ、というものだった。グループに対してその趣旨の言葉を声高に言いながら、頭の中ではこうも思っていた。「私を除いて……」。ステージを降りながら、まるで自分が詐欺師にでもなったかのように感じることもしばしばだった。そこまでひどくはなくても、最低限いえるのは、自分は深いレベルでの対立を抱えている人間だということだった。自分が教えていることが真実であると深く信じていたが、私自身は、自分の言葉や概念の裏にあるはずの力とつながることができないように思われた。ひと言でいえば、私は自分の癒しをうまく機能させることができなかったのである。

一九八八年の八月のことだ。私は比較的簡単な鼻の外科手術を受けなければならなくなった。休養が必要だったので、手術は故郷のシカゴに戻ってすることにした。手術のあとは、顔に暴行を受けたように見えるのがわかっていたので、回復期には両親の家にいるのがいいだろうと思ったのだ。手術はうまくいって、その二週間後、私はニューハンプシャー州にある、農場を借りて住んでいたわが家に戻った。すると、ドアを開けて家に入るか入らないうちに、鼻血が出はじめた。最初はほんの少量だったが、子どものときでさえ鼻血を出したことなどなかったので、何か妙な気がした。

少量の鼻血は、まもなく大量の出血となり、鼻からあふれ出すとともに喉《のど》の奥にまで入っていった。バスルームに駆け込み、床と壁に向かって大量の血を吐き出した。隣家に住んでいたキャロルとレイに連絡すると、二人は私を家に入れ、ソファに寝かすと、流れ出る血を受ける大きなボウルをくれた。やさしい母親の声の調子で、キャロルはこう言った。

「安心していいのよ。鼻血で死ぬ人はいないのだから」

だが、出血は四十五分も続き、レイがキャロルにささやくのが耳に入ってきた。「ひょっとすると、救急車を呼んだほうがいいかもしれないな」。救急隊員が家に着いたころには、私は身体の力が抜けて動けない状態だった。救急車に運ばれたが、病院に向かう途中、私を見守るべく、二人の女性隊員がすぐそばに待機していた。この時点では、私は横にならずに座っていなければならなかった。出血が喉をつまらせてしまう状態だったからだ。座ったままの私の耳に、女性隊員のひとりが同僚にこう言うのが聞こえた。「彼女、助かるかしらね？」

そのひと言を耳にしてから、救急車の外に目をやったが、次の瞬間、私の頭は、ひざに抱えていたボウルの中に突っ伏した。突然、自分が救急車の外に浮かんでいるような感じがして、中にいる二人の女性がボウルから何とか私の頭を持ち上げようと四苦八苦している姿が見えた。なぜかは不明だが、自分は死んだか、あるいは臨死体験をしているのだということがわかった。空中に浮かびながら、私は車からどんどん離れ、さらに地球を離れて宇宙空間を漂っていった。突如として、何かとても深い愛情にあふれ、不思議に親しみのある存在に抱かれたような気がした。その存在は、まだ自分の真の故郷に帰るときではないこと、そしてまだやり残した役目があるので、戻らなければならないことを私に告げた。

私は、自分の将来に何が待ち構えているのかについて、いくつかのイメージを見せられたが、それはどれも漠然としたもので、空気を見透かしているような感じだった。元の場所に戻る準備をしながら（戻ることになっていたと仮定しての話だが）、自分の身体が見えたが、それは砂つぶひとつほどの大きさでしかなかった。宇宙に漂いながら、私は自分が無限そのものと同じくらいの大きさになったような気がしていたので、当たり前の問いを発した。「どうやって元の身体に戻るのだろう。あそこには入らない」

魔法の巨人が瓶の中に戻る姿が意識の中に一瞬思い浮かび、その瞬間、私はまるで磁石に引きつけられたように自分の身体へと戻っていった。その間も私はずっとこう思っていた。「瓶の中の巨人というイメージは、こういう意味だったの？　霊が身体に入るということだったのね？」

この体験のあと、私は自分の内なる子どもをさらに真剣に見つめてみた。その過程で、自分が内面に入るのをいやがっていたのは、昔の感情を恐れていたからだと気づいた。自分の内面を見つめるのは、何千年も鍵《かぎ》がかかっていた箱を開けるようなものだったのだ。意識にさまざまなイメージが浮かんできた。夢も、日常の出来事を繰り返すような比較的平凡なものから、恐れに満ちた子どもが大人の世界を自信をもって歩こうとしているものに変わっていった。実は自分が、大人になってからというもの、いつもそう感じて生きてきたことにだんだんと気づいた。自分の足りない部分がどれほど大きいかを把握するにしたがって、実際の人間関係で、なぜ自分がいつも「子ども」の役を演ずるのかも理解できた。個人としての境界線というものが何を意味するか、私にはまったくわかっていなかったのだ。そのため、困難な状況になるとたいがい、皮肉を言うという反応をした。どうしたら言いたいことをはっきり言えるのかを学んでいなかったため、私の習慣となってしまっていた、いわばティーンエイジャー的なコミュニケーション方法だ。だが、身体の問題を癒すには、まずこの内なる子どもに面と向かい、私自身の意識にとってこの元型が象徴していた、内面の恐れのパターンを癒さなければならないということはよくわかった。

だが、この内面の課題をやりたくなかった。第一にそれが容易ではないからであり、第二に、これが長い道のりになることがわかっていたからだ。いま、この原稿を書いている時点では、まだその道の終点にたどり着いてはいないが、スタート地点からはかなりの距離を来ていると思う。

この体験を通して、長年の間、手の届かないように思えた癒しのエネルギーと、ついにつながることができた。元型のもつエネルギーの存在を単に信じるだけではなく、いまの私はそれが現実に存在するものだと知っている。内面にはたらくさまざまな力を説明するために、私たちが勝手につくり上げた抽象概念ではないことがはっきりとわかっている。このきわめてリアルなエネルギーは、私たちの思いや体験の一つひとつに厳然と存在するのである。

私と同じように、内面の自己と「親しくなる」のを恐れる人はたくさんいるだろう。それはたしかに人を謙虚にするとともに、いたく誇りを傷つけられる体験であり、覚醒《かくせい》をもたらすと同時に恐ろしいものであるかもしれない。それでもこの体験は、なぜか癒しに欠かせないものなのだ。他に何がなくても、癒しが最低限必要としているのは、人間として正直であることである。この「正直さ」ほど、内面の深い部分と「親しくなる」ことを要求されるものもないのではないだろうか。

健康になるための条件

癒しの旅に出ることへの自分の抵抗感を知った私は、その後のワークショップの参加者に、健康になることがどれほど大事なことなのかをたずねてみることにした。最初は、健康のためなら何も顧みない、といった調子で誰もが熱っぽく反応した。だが、みんなあまりに速やかに、しかも熱意を込めて答えたので、私はどうもおかしいと思った。みんなの反応は、理性からくるものであり、内面からの本物の感情ではなかったのだ。私たちの真の気持ちが出てくるのは感情のレベルなのである。

では、癒しを起こすためなら、どの程度なら生活を変えてもいいと思っているか具体的に言ってみてほしい、と私はたずねた。癒しにも代償があり、意識の内面の本質を理解しようとすることも同じである。

健康になるための代償とは、これとはまた別の問いに対する答えと多くの点で似通っている。「神に出会うためなら、何を捨ててもいいと思うか?」という問いだ。何かをあきらめなければならないという要件は、物質的な権威に対する忠誠を手放すという行為を象徴している。つまり、神なる存在に対する信頼を試されているのだ。人生で新たな困難に直面するごとに、このテストは繰り返しその姿を現す。一度だけ試されるのではなく、私たちは繰り返しこの問いに直面させられるのだ。「どちらの世界を信頼するのか？　自分の世界か、それとも私のものか？」

このことを考えながら、私はグループにいくつか質問を投げかけてみた。決意の度合いを試してみるのに、質問を一つひとつ厳しくしていったのだ。

「もし癒しが仕事を変えることを必要とするなら、それはできますか？」

ほとんどの参加者がイエスと答えた。

「どこか他の場所へ引っ越さなければならないとしたらどうでしょう？」

これにも、ほとんどがイエスと答える。

「自分自身や、まわりの人々に対する見方、態度をほとんどすべて変えることが必要になったら、それができますか？」

ここでグループはもうすこし選択的になり、多少考えをめぐらすようになる。人によって答えはまちまちとなり、一部の人は、自分の見方をそこまで変える必要はないと思う、と言う。それだけのレベルの変化が必要なら、とにかくやってみるという人たちもいる。

「癒しのために、身体にかかわる習慣をすべて変えなければならないとしたらどうですか？　たとえば、食べ物を制限したり、毎日の生活に、集中して行う運動を取り入れなければならないなどということはできますか？」

ここでも人々の反応は分かれた。一部は、あきらめたくないものもあるし、どうしてそんなことが必要なのかわからないと答える。毎日の運動となると、何人かは、やりたいことはやりたいが、どうしても時間がないと言った。

「もしも、長い期間ひとりでいることが必要だとしたらどうでしょうか。たとえば、自分の影の部分と直面できるよう、長い間どこかにこもる、といったようなことが必要なら、その気はありますか?」

ここに来て、答えはもっとおもしろくなってきた。むきになって反論する人も出てくる。そういう人たちは「なぜそんなことをしなければならないのか?」と、知りたがった。それはできない、と、にべもなくノーと言う人もいた。まるでそれは、イエスと答えてしまうと、それだけでこのまま三か月の合宿に行かされてしまう、と恐れているかのようだった。

「感情的、心理的な本質の部分を癒すためには内面とつながることが必要になり、そのひとつの手段として、身体の病気、それも長期にわたる困難な病気を体験しなければならないとしたら、それを受けいれられますか?」

半分以上の人たちは、ノーと答えた。数人が、もし他に選択の余地がないのなら、受けいれるかもしれないと言った。ひとりだけ、「よろこんで」と答えた人がいた。

「健康になるという目標が、親しんだものすべて、家庭も、仕事も、配偶者も、何もかも失うことを求めるとしたら、何と答えますか?」

今度は、グループ全体に沈黙が流れた。誰も答えたがらなかったのだ。何をそんなに恐れているのかと聞いてみると、参加者のひとりが、すべてが凝縮された質問をした。「病気を治すのに、なぜそんなに多くを失い、そこまで努力することが必要なのですか。なぜもっと簡単にできないのでしょうか」

このような質問をするのは、みんなをおどかそうとしたり、健康への道とは、赤熱した石炭の上を歩くようなものだと思わせるためではない、と私は言った。ここで言いたいのは、自分で気がついていようといまいと、私たちは内面に、人生で前に進むための「条件」をもっている、ということなのだ。そして、病気を治すという目標も例外ではない。比較的健康な状態でも、この問いに答えるには身の縮まる思いがしたのに、実際にこの難題に直面しなければならないとしたら、いったいどんな気持ちがするでしょうか、と私は言った。

最近、メグという女性が、背中の真ん中あたりにひどい痛みを訴えて、私のもとにきた。腿《もも》の内側にも、やけどのような感覚があり、これがあまりにひどく、その部分の皮膚には、実際に第三度のやけどを負ったような部分が生じた。脚は歩けなくなるほどむくんだ。私に相談しているときにも、声も弱々しく、さっきまで泣いていたことがはっきりとわかった。リーディングをしてみると、どうも最近、深く愛し、自分の生涯の伴侶《はんりょ》として信頼していた男性との別れがあったように感じられた。象徴的には、これは彼女が「よりかかる」ことのできる人だったのだ。多少混乱してはいたものの、メグはこれを認め、それまで二年間交際していた男性と別れたこと、そして、やはり結婚できればと願っていたが、そうはいかなかったことを述べた。

次に私は、この男性との関係で、彼女がセックスの面で充分でないと感じていなかったかたずねた。自分には何か足りない部分があるという気持ちが、彼女のジレンマの一部であるように思えたからである。でも、そういうふうに思ったことはないと彼女は言う。背中の痛みの場所、それに彼女が脚に感じていた焼けるような痛みを考えると、深い部分で自分には何か足りないものがあると感じているにちがいない、と私は答えた。すると彼女はこう言ったのだ。

「彼のためにあげられるお金が充分じゃなかったのです。百万長者になりたいと言っていたのに、私は生活費を払っていくのが精いっぱいだったのですから……」

彼のこのような態度、それに自分の病気にもかかわらず、メグはまだ彼と会っていた。

「毎日様子を見にきてくれます。いま住んでいるところには、まわりに誰も頼れる人がいないので、彼にそうしてもらう必要があるのです」

私はメグに、彼女の治癒が必要とするであろう「条件」を述べてみた。まず、家族や友人の助けも得られないような、いま住んでいる場所から離れること、あるいは最低限、この男性ともう会わないようにすること、などだ。彼女の答えは、どちらも不可能で、とくに彼と会わないなんて無理だ、というものだった。

そこで、健康になるというのは彼女にとって、彼が自分のところを訪れる理由がもうなくなることを意味しているのか、と聞いてみた。メグの返答はあまりにすばやく、おそらく彼女自身も自分の口にした言葉に気づいていないとしか思えないほどだった。「健康になんかなったらだめだわ。あの人、私のもとを離れ、誰か他の人を見つけてしまうもの。そうしたらどうすればいいの？」

自分のおかれた状況を象徴的にみてみたらどうか、と私はメグに言った。彼女はすでに五十代だったので、男性の存在を、孤独な老後への恐怖を象徴するものと考えてみるのだ。この恐れに直面し、やがて自分自身を頼って生きていけるのだと気づくことで、もっと自信がつき、健康も取り戻せるのではないかと示唆したのだ。そうすれば、同じように自信のある新しいパートナーとの縁さえ生まれるかもしれない。私は彼女に、「光り輝く鎧《よろい》を身につけた騎士が助けに来てくれるのを待つ、悩める乙女」という神話を自分は生きているのだ、と想像するように言った。騎士は自分を安全なお城へと連れていってくれるのだ。そして、別れたボーイフレンドを騎士としてみるのではなく、彼女は自分自身の姿を騎士の役に見立てなければならない。

このようなかたちで別れたパートナーを「象徴的に」みることは、彼女にはできなかった。「あの人は私の想像の中にいるのではないのです」と彼女は言った。「現実の存在なのですから。それを象徴的にみて、いったいどうなるというのですか」

メグは同族意識にあまりに深くはまっていたため、彼女に話すときも、彼女の同族意識に語りかける言葉を使わなければならなかった。そこで、兄弟姉妹は他の州に住んでいたが、とにかく「一時的に」、健康を取り戻すまで世話をしてくれる家族の誰かの家に滞在してはどうかと提案してみた。一時的にという言葉に安心したらしく、彼女はすこし考えてみる、と言った。

誰もが同族意識のエネルギーから抜け出せずにいるわけではない。トッドという男性からきた手紙には、私の講演で、癒しに条件をつけるという話を聞いたことがきっかけで、彼は自分のもっていた「条件」について真剣に問いかけはじめたと書いてあった。自己分析の結果、トッドは自分の前立腺《せん》ガンは、おそらく自分がゲイであるのを家族が知ってしまうことへの恐怖が原因の一部となってつくり出されたものだと気づいた。自分の性向は、いつも秘密にしてきたことであり、家族に知られたら大変だと考えてきたのだ。また、この「家族が恥ずかしく思うだろう」ということへの恐れは、自分自身のセクシュアリティに対する居心地の悪さにも起因している部分があり、内面の隠れ場所から外に出て、はっきりとそれを認めないかぎり、自分自身の癒しを妨げるということにも気づいたのである。

そこでトッドは家族を夕食に招き、食事が終わったあとに、家族として自分を愛せなくなるという状況は考えられるか、とたずねてみた。みんなこの質問にショックを受けた様子だったが、姉がすぐこう言ったのである。「つまりこういうことね。あなたが、自分はゲイだって宣言したとしても、愛してくれるのかって」

トッドは、この返答にも、彼女がそれを何ということもなく口にしたことにも仰天した。

「そう。まさに、そういう意味だよ」

「すると姉はこう言ったのです」とトッドは書いている。「『あら、それならもうずっと知ってたわよ。別にどうってことないわ。他に何か家族に言っておくことがあるの？　そうね、銀行強盗をやってるとか……』。私は同時に笑い、泣きはじめてしまいました。そして家族に対して、これまで感じたことのないくらいの深い愛情と感謝を感じたのです。両親や、このクレージーな姉をどれだけ愛しているか、とても書き尽くせません。あれ以来、自分の身体を癒すことは、姉の言葉を借りるなら、『別にどうってことない』と思えるようになったのです」

人生のパターンの、少なくとも一部を変えることもなしに、深刻な病気、慢性の病気を治すことはできない。そして、この変化こそが、癒しの過程のなかでいちばん手ごわい難関なのだ。もちろん、変化はどれも困難で、必ず恐れや苦痛を伴うというわけではない。たとえば、生活のペースを落とし、余暇の時間を増やすことなど、かなり心地よいものもたくさんある。毎日運動する習慣をつけ、健康な食事をすることも、いったん生活のごく自然な一部になれば、やはり楽しめるものとなるだろう。しかし、このような変化は、どれも物質的なレベル、あるいは同族意識のレベルのものでしかない。

恐怖が襲ってくるのは、変化のレベルが個人の領域に入ってきてからだ。そうなると私たちは、感情的、心理的、そして霊的にみて、自分の中でうまくいっていない部分とは何かを探らなければならなくなる。このレベルで、私たちは、癒しに対して条件をつけ、交渉するという対処のしかたをするようになるのだ。

癒しのために、どんな変化なら受けいれようという気があるかを参加者たちにたずねたとき、まさしく本質をついた答えがひとりの女性の口から出た。名前をマルタ、と呼んでおこう。彼女はこう言った。「四六時中は努力しないですむのがいいです。自由な時間を楽しむのはとても大切ですから。毎年、長い休暇もとりたいのです。旅行好きなので、旅もたくさんしたいですね。それに、もちろん結婚が破綻《はたん》したり、子どもたちのもとを離れるのはいやです。それだけはまったく受けいれられません」。彼女が列挙していたのは、実は人生の中で癒しのためなら犠牲にしてもいいと思う側面ではなく、もともと彼女にはないものばかりで、ただの願望を述べていたにすぎないのだった。

マルタが話し終えると、参加者のほとんどが言葉をはさみ、とにかく癒しのためにあまり多くを犠牲にするのはいやだという気持ちを口にした。彼女のあけっぴろげな態度が会の中に、それまでのいちおうはポジティブな答えを撤回してもいい雰囲気をつくり出したのだ。むずかしい選択に迫られる可能性が避けられ、とにかくホッとしたという感じだった。

残念だが、癒しにあなた自身の枠組みや条件をあてはめることはできない。正しい癒しの道を見つけるためには、すべてを賭けるか、何もしないかのどちらかの選択しかないのだ。いったん癒しにあなた自身の条件を課してしまうと、条件つきの癒ししか成し遂げることはできないのである。

補完医療のさまざまな治療法

病気の診断を受けると、頭がひどく混乱してしまうのも当然のことだ。旅したことも覚えていない見知らぬ国で目覚めたかのように、いったいどうしたらいいのか、誰に助けを求めればいいのかわからないと思っても不思議はない。だが、心を閉ざすことは役に立たない。助けとなる可能性があるなら、どんな選択肢にも心を開いておこう。

癒しに対するホリスティックなアプローチが登場して以来、対症療法は悪いものだという観点をもつことが、代替医療関係者の間で一般的となった。それどころか、代替医療系の治癒プログラムを実行している人たちには、通常の医療からどんな助けを得ることにも反感をもつ向きが多い。長い目でみると、これは間違いではないだろうか。対症療法に対する強い反感や恐れは、通常の医療を考慮の対象から外す理由にはならない。治癒の努力が、健康状態の改善ではなく、通常医学から逃れようとする試みと化してしまうこともありえるのだ。ホリスティックな道を選ぶならば、両方の医療分野にまたがった、できるだけ幅広い選択肢を考慮してからにする必要がある。両方の世界のベストな部分を組み合わせるのが最も効果的な方法だという原則を忘れないようにしたい。

選択という点でいうと、最初に診断を受けたときにすべき最も賢い選択は、別の専門医から、第二、あるいは第三の見解を得ることだ。どんな病気に対しても、医師によって異なった処置をしてきているため、おそらく提示する治療法も多少違ってくるということを頭に入れておこう。このような多様性は、最初こそ判断をややこしくするように思えるかもしれないが、長い目でみると、こちらのほうが役立つ。選択肢の多様性は、希望を象徴しているからだ。私自身のケースでは、偏頭痛などのひどい痛みについて助けを探し求めていたとき、副鼻《び》腔《くう》にかかわる症状を治療する「専門医」に出会った。診断を終えてから、この医師はこう言ったのだ（これは彼の言葉そのままである）。「私にできることは何もありませんね。あなたのこれからの人生も、とにかくひどい痛みの連続でしかないでしょう」。もし彼の言うことを聞いていたら、私は立ち上がれないほどの打撃を受けただろうし、私の意識にきわめて悪い思考を植えつけていたことだろう。

そうはいかないので、私は対症療法医学、代替医学どちらの分野からも他の専門家の意見を求め、両方からベストのものを組み合わせて自分の治療プログラムとした。最終的には、ひとりのすばらしい医師と、カイロプラクティック療法家の助言にしたがうことで、何年もの間、痛みの原因となっていた病状を何とか脱することができたのである。この体験が教えたことは、私たちが「専門家」と呼ばれる人たちの意見にどんなに弱いかということだった。意見とは、単にひとりの人間の視点にすぎず、どんな状況であっても、けっしてそれを最終的な正しい結論としてはならないのである。

現実に乳腫瘍《しゅよう》や子宮筋腫という診断に直面すると、多くの女性は、外科手術で「切り刻まれたくない」という立場をとる。数年前に会ったシンディという女性は、胸にできた悪性の腫瘍を、とにかくあらゆる代替療法を使って治療することにした。彼女の腫瘍がとくにひどい悪性だったのは、それが皮膚を貫通しており、出血が止まらず、耐えがたい痛みを伴っていたからだ。どの治療法も改善には導いてくれず、彼女は、低濃度の化学療法と、さまざまなエネルギー療法を組み合わせた治療を専門とする医師のもとに行った。彼女の腫瘍は半分の大きさまでになった。だが、二か月もたたないうちに腫瘍は再発し、シンディは腫瘍を小さくしてくれた他の医師のもとに戻り、再度処置をしてもらったが、同時に彼は、その他の腫瘍も外科手術で除去してはどうかと彼女に示唆した。彼女はそれを考えるのさえ拒んだ。自分には充分に強い心と精神があり、病気に打ち勝てると思っていた。大量の化学薬品を体内に入れるのは、彼女にとって考えただけでもぞっとすることだったのだ。

リーディングをする機会があったとき、私は、彼女のエネルギーのほとんどは身体にはなく、悪化の一途をたどっていた彼女の結婚生活のほうに注がれているという強い印象を受けた。夫と家族は、彼女の自己啓発への関心にきわめて批判的だと彼女は言った。家庭の雰囲気はかなり険悪になり、ついに彼女は家を出なければならなくなったのだという。翌年は、何とかよりを戻すことを望んで夫と話し合いを続けたが、これも拒まれたのだった。夫は、実はもう長い間彼女に家を出ていってほしいと望んでいたのだが、はっきりとそう言う勇気がなかったので、自分との生活をわざとやりにくくして、彼女のほうからそう決心させた——彼女のもとにはそんな印象だけが残った。家を出たがったのは彼女だったので、表面的には離婚を求めているのは彼女のほうということになっていた。

私は、治癒に必要なエネルギーを、結婚生活を癒すほうに向けてしまっていると彼女に説明した。さまざまな治療に身体が反応しないのも、身体にほとんどエネルギーが残っていないため、自然療法も力を発揮できないからだった。カウンセラーの助けを借り、彼女が内面に抱えている、夫や家族という自分の属する「集団」への怒りを手放して自分の人生を歩んでいったほうが、ずっと彼女のためになるだろう、と私は言った。彼女の憤激と、結婚の現状が、生命力を完全に燃焼してしまっているので、彼女は対症療法的な治療法をあらためて考えてみる必要があった。これは彼女にとってむずかしいことだった。夫と家族は、彼女の自己啓発について、「頭がおかしい」と酷評していた。それなのに、ここにきて対症療法を選ぶということは、夫や彼女が属していた「集団」に対し、彼らはずっと正しかったと認めるのに等しいからだ。それでも、彼女はそうしなければならなかったのだ。

人生の次の段階に進むためには、過去の何かを手放す必要がある。象徴的にみると、自分のエネルギーを「軽くする」ということだ。シンディの場合には、過去を手放すというのは、自分がなりたいと思っていたような人間像を支持してくれない集団のもとを去ることを意味していた。このことを説明したとき、象徴的な視点からは彼女も理解できたが、そのイメージと感情的な意味でつながりを感じることができなかった。彼女の知性は、個人の力の領域に入るという考えには大きな安心感を得られたものの、エネルギーのレベルでは、この変化を実現することはできなかったのだった。やがて彼女のガンは全身に転移し、最初の診断から一年を経ずして彼女はこの世を去った。

究極的な意味で最も賢い道とは、対症療法だろうとホリスティックなものであろうと、よい方向に向かうような治療法にはつねに心を開いておくというものだ。癒しを促進し、希望と力を身体に取り戻させてくれるような措置であれば、どんなものでも考慮する価値がある。

さまざまな治療法を合わせ、それをひとつにまとめる手段として、視覚化法《ビジュアリゼーション》を使うのもいいだろう。この意味で、これまで最も効果的だと私が思ったのは、自分が車輪の中心にあり、そこからたくさんのスポークが出ている姿を思い描くものだ。スポークの一本一本を、自分の選んだ治療法としてみるのである。たとえば、一本は「祈り」で、別の一本は「会話療法」、また別のが「鍼灸《しんきゅう》」「サポート・グループ」「癒しのタッチ」「腕のいい医師」などである。スポークにこのような言葉が実際に書いてあるのを思い描いてもいいし、それぞれの治療法を表すような何かのイメージを見てもいい。

今度は、自分がこの車輪の真ん中に横になる、あるいは座っているところを想像する。そして、車輪をゆっくりと回すのだ。

すべての治療法からのエネルギーが一緒になって自分の存在の中に流れ込んでくるのを見よう。別々の治療法としてではなく、ひとつにまとまった巨大な仕組みが、その凝縮した力をあなたという存在へ放射しているのだ。この車輪のイメージを描くのに、音楽をかけるのも役立つかもしれない。車輪の回る動きから生まれてくる風の力の中へと漂っていこう。身体を溶かして流動性のあるものへと変え、体内にあるすべての毒素や病気の要素を全部流し出してしまう風だ。回る車輪を思い描く方法は驚くほど効果的である。実際に身体に温かい感じを生じさせるため、ふれることができるかたちで癒しのエネルギーが顕現するのを感じられるからだ。

「傷の言語」で語りたい誘惑を避ける

治癒を促進する具体的な方法論に入る前に、最初のテーマにもう一度注目してほしい。それは、「傷の言語」で語るということに隠された危険性だ。癒されていない身体と魂の上にもとりあえずは輝いていた日が沈み、夜の闇《やみ》が訪れるたびに内面からわき上がってくる恐怖ほど、人生で完全な孤独を感じさせるものはない。孤独への反応として、「殉教者」あるいは「犠牲者」という元型と強いつながりをもつことは魅力があるし、まわりからのサポートに依存してしまう誘惑も同じくらい強い。

ベルという女性を紹介されたのは、彼女の夫を通じてだった。彼が私に連絡してきたのは、自分ではもうどうしていいかわからなくなってしまったからだった。ベルは三か月前に脚を骨折していた。夫が言うには、もう歩いていてもいいはずだった。しかし、ベルは脚を折る前に、もう自分は家族の世話をする主婦の役目はやらないと宣言していたのである。夫や、四人の子どもたち（ティーンエイジャーが二人、小さい子が二人）のために、料理や掃除などの家事はやらない、というのだ。脚を折ってからの彼女の日常は、毎朝まず服を着ると、いつも居間の同じ椅子に座り、本を読む、またはテレビを見る、というものになった。自分の状況について、彼女は笑い、家族にこう言うのである。「ほら、神様も私に休んでほしいのよ。私の判断に賛成なんだわ。脚を折ったのが何よりの証明よ」

ベルの夫は何とか彼女にわかってもらおうと話してみたが、無駄だった。休暇をとってどこかすてきなところに行こう、と約束もした（彼にとってはかなりの出費だ）。でも、それさえも彼女を動かすことはなかった。比喩《ひゆ》的にもそうだし、文字どおり彼女を例の椅子から動かすこともできなかったのである。

そこで彼は、子どもたちに料理や掃除をやめるように言った。そうすれば彼女が動いてくれるかもしれないと思ったのだ。でも、結局は家の中がめちゃめちゃになっただけで、彼は子どもたちをファストフードの夕食につれていくのに飽き飽きしてしまった。何もうまくいかなかった。子どもたちを連れて引っ越してしまうことも考えたが、経済的に二世帯を支えることはできなかったので、この考えは捨てた。

私は、この男性に、妻を象徴的にみることを提案してみた。内心では、あまり役には立たないだろうと思ったが、他にどう言ったらいいのかわからなかったのである。他に何もできなかったとしても、少なくともこの深刻な状況に多少のユーモアをもたらしてくれる可能性はあった。私は、彼女のことを怠け者の女王と考えたらどうか、と言ったのである。家族は彼女に注意を向けることはやめて、自分たちだけの生活に焦点を合わせ、人生を楽しむことに集中するのだ。「女王」は玉座に座らせておけばいい。責任感に訴えても明らかに何の効果もなかったが、楽しい遊びの輪から仲間はずれにされていれば、彼女をまた家族の一部となりたいという気持ちにさせるかもしれない。だが、家族での楽しみが本やテレビよりもアピールするとは思えない、と彼は言うのだった。

「では、テレビを家からなくしてしまいなさい」と私は言った。「つまり、彼女の『宮廷』を小さくしてしまえば、楽しみも減るかもしれませんよ。遊びがだめなら、退屈させたほうがひょっとしたら効果があるでしょう」

私たちの会話はそこで終わった。しばらく考えてから、彼はテレビを地下室に移します、と言った。そうすれば、子どもたちが見ることもできるし、もしベルがテレビを見たかったら、少なくとも階段を下りていかなければならなくなる。

もう連絡がなかったので、これはうまくいったにちがいないと私は思っているが、この話は、結果よりも、他の人間を支配するのに傷の言語を使うことの誘惑がいかに強いかを示している、という点で重要なのである。

フリオという名の男性が、別のワークショップでうつ状態との闘いについて語り、自分をそこから抜け出させた妻の努力とその成功について述べてくれた。フリオは、うつ状態に入ったり、そこから脱したりを周期的に繰り返していたが、冬の数か月間はとくにひどかった。うつ状態になると、週末はほとんど寝床で過ごすようになり、食事のときだけ起き上がり、食べている最中さえもテレビの前に座り込み、何を見るでもなく、ただぼんやりと眺めているというありさまだった。彼の妻は、この状態に対処するのにあらゆる手段を試みた。夕食や映画に出かけてはどうか、週末にとにかくどこか遠くに行ってみようと提案するのだが、彼はどれも言下に拒むのだった。

「ついに彼女も堪忍袋の緒を切らしてしまいました」とフリオは言った。「あなたは自己中心的な退屈男と化してしまった、もうどんなにひどいうつ状態だろうが知ったことではない、と彼女は言いました。私がいようといまいと、自分は充実した人生を送る、と宣言したのです。友人たちと出かけるようになり、それも週末だけではなく、平日にもしばしばありました。いったいどこに行ったのかわからない、というときが半分以上でした。

「家に帰ってくると、どんなに楽しかったかを話し、テレビを見て過ごした夜は楽しかったの、と聞くのです。次に、彼女は寝室から出てしまい、もう自分をその気にさせるエネルギーさえあなたには残っていない、と言いました。それだけじゃない、と彼女は続けました。あなたといても二十四時間退屈のしっぱなしだわ、とまで言われたのです。ぼくには癒しの時間がいるんだと私が言うと、彼女は『じゃあ言いますけど、私には病気にならないようにする時間がいるわ。つまりね、あなたを避けなければならないっていうこと。だから、どうぞお好きなだけ時間をとってちょうだい。だって、あなたが満たしてくれていた部分は、もう他のことで埋めましたから。それともうひとつ、日一日と、あなたの存在がだんだんどうでもよくなっていってるの。だって、あなたって、別にいなくたって寂しいという人間じゃなくなってきているんだもの』と答えたのです。

妻の言葉に最初は傷つきましたが、だんだん恐ろしくなってきたのです。彼女を失うなんてとても考えられませんでしたから、とにかくこの状態から抜け出そうと決心しました。たとえうわべだけ、うつ状態から脱したように見せかけなければならなくなったとしてもです。彼女と出かけて、いろいろ一緒にやるよう自分に強制しました。最初はもう、つらくてつらくてしかたありませんでした。何しろ、まだひどいうつ状態でしたから。うつ状態でないように振る舞うのはとても不自然な感じがしましたが、選択の余地はありませんでした。でも、長い目でみると、この決意こそが病状を治したのだと思います。うつ状態が自分をコントロールしているのではなく、自分の気分は自分が決めているのだと思えるようになっていったからです。いまは、気分の落ち込みがやってくるように感じても、それと闘うという選択肢もあると感じられるのです。これについては、本当に妻のおかげだと感謝しています」

ケガをしたり病気になったりしたために、内面の「犠牲者」に自分をコントロールさせてしまう、あるいは個人レベルの苦難を何か外面的な大義名分と一致させてしまうと、それは悪い方向に向かう集団の力をさらに強化することになる。

集団からの支援は、人の癒しの旅に欠かせないものであるが、それは、よい方向に向かうのに力となってくれる種類のサポートでなければならない。現実的に考えてみて、一日、あるいは一週間に数時間は、病気に関する悲しい、圧倒される、そしてしばしば気を沈ませるような感情を洗い出すのを自分に許してあげるとよい。しかし、こうして自分をしっかり抱きしめてやったあとは、ふたたび希望のエネルギーへと身をゆだねるのだ。このときこそ、友人や家族の愛情あふれるサポートが、専門家による処置とあいまって、最も大きな効果を発揮するのである。癒しの旅の重荷を軽くして、光の中へと戻っていくのを助けてくれるのだ。

このことを頭に入れながら、癒しの道を進んでいく過程で助けとなってくれる、たくさんの選択肢を探ってみたい。

第六章

内なる癒しの炎

治癒のためにとるべきステップを頭で理解するのと、それを感情のレベルで理解するのとではまったく別のことである。癒《いや》しの炎を燃え上がらせるためには、何かを心から信じることが必要だ。心こそ、心身が連鎖反応で癒されていく過程を引き起こす触媒の役を果たすのである。

ニューエイジの最大の幻想は、意識の覚醒《かくせい》だけで治癒が起きる、という考えだ。はっきり言うが、覚醒しただけでは何も起こらない。身体を治すのに知性レベルの意識だけに頼るのは、あまりに楽観的すぎる願望というものだ。それはコカインを使用したときに感じるのと変わらぬ妄想だし、中毒になるという意味ではこちらのほうが上だろう。自分が無力にされているというのに、人生が変化しつつあると勘違いしてしまうのだ。必要なのは願望ではなく、強い意志のほうである。

心、身体、そして霊の力を合わせ、癒す意志へと結実させるプロセスを始めるのに、これまで述べてきた（そして以下にふたたび述べる）三つの力を使って、頭の中を変え、さらに人生を変えていくことを学んでみよう。

同族意識、個人意識、そして象徴視点という三つの部分からなるモデルの枠組みを用い、自分の思考、ものの見方、そして人生の課題を解釈すれば、身体の問題、あるいは人生の危機のどちらを癒すのにも、大きな力と利点をもたらしてくれる。このような人生の見方は、癒しの過程で待ち受けている課題についても三つの異なった視点を与えてくれるし、自分に起きていること、内面に起きていることについても、よりよい理解をもたらしてくれる。カール・ユングが好んで述べたように、どんな問題も、それが起きたレベルでは解決ができないのだ。解決策を見いだすためには、さらに高いレベルへと昇らなくてはならないのである。

このモデルの縦方向の三つの列は、三つの力の形態（集団、個人、象徴視点）と、それが発達した三つの星座の時代を表している。

各欄に、それぞれの力に対応するチャクラと、そのチャクラに関係する人生の領域があげてある。これらのチャクラについてはとくに説明はいらないと思うが、第7、第8チャクラだけは別だ。私が「神の恩寵《おんちょう》口座」とか「細胞レベルの銀行口座」と呼んでいるのは、身体を動かす力を与え、癒すためのエネルギー、あるいは神の恩寵を蓄える場所である。第8チャクラについては第七章でさらにくわしく述べるが、基本的には、私たちの個

三つの力の形態

力	時代	形式	対応するチャクラと関係する人生の領域
集団	牡羊座	外界	①家族 ②お金 力 セックス ③自尊の念
個人	魚座	本質	④感情 愛 許し ⑤意志 選択 ⑥精神的実体 ⑦神の恩寵 口座
象徴視点	水瓶座	元型	⑧元型の次元

人としての意識と、非個人的な元型《アーキタイプ》の次元の意識との架け橋である。そこには、元型のパターンが蓄積されている。つまり、ユングが「集合意識」と呼んだものから生まれる普遍的にみられるテーマやイメージによって、個人を超越したレベルで人間の体験を俯瞰《ふかん》する視点を提供するものだ。

人生の出来事を象徴的にみられると、自分の内面に、ある種の元型の力がはたらいているのがわかる。たとえば、「傷ついた子ども」「救済者」「英雄」「母」「父」「賢者」「野生人」などだ。元型は必ずしもよいとか悪いとかいうことはない。古代から存在し、私たちがいつ陥ってもおかしくないパターン、あるいはある種の挙動であるにすぎない。ひとつの出来事に対する自分の反応を、ある元型が映し出されたものとしてみることができれば、その出来事を過度に自分の問題としてとらえたり、霊的、肉体的な癒しに必要なエネルギーを注ぎ込んだりしてしまうことが避けられる。

この三つのレベルは、「だんだんよくなっていく」という概念体系ではない。このことを、三つの視点の表をどう使うかを学ぶ過程では覚えておいてほしい。それぞれの力は、私たちがバランスのとれた意識の高い生き方をするのに役立つものを提示してくれているのだ。

たとえば、集団の力は、そのほとんどが物質世界にかかわるものであり、最も外的な気の形態といえる。私たちは、この力が体現する物質的な次元と霊的な次元を、分離するのではなく、どちらも同じようにしっかりと体験しなくてはならないようになっているのだ。集団の力によって、個人意識あるいは象徴視点と比べ、人生がどれだけ変化したかを、ずっとはっきりとしたかたちでとらえることができる。だが、条件をつける思考を許してしまうと（たとえば、「もしこの薬が効けば病気も治るかもしれない」など）、治癒能力を制限することもありえる。このため、このレベルの意識は慎重に扱わなければならない。身につけるべきなのは、「この治療法が効くのは、自分が身体のニーズをよく知っているからだ」という考え方だ。

たとえば「こんなものが自分にどれだけいいのかわからない」というような、悪い方向に向かう同族意識の思考が浮かんできたときは気をつけよう。そういうときには、意識して第5チャクラの波動（「意志」あるいは「選択」）を呼び起こし、「自分は必要な選択ができる」と言うとともに、その選択があなたにとってよい結果をもたらすと確信しよう。病気が治るのは薬を通してだけだと考えたり、信じたりしている自分に気づいたら、個人の意志の力を呼び起こし、「何であろうと癒すことができるし、自分は最も完璧《かんぺき》な治癒を成し遂げられる」と決意することが必要だ。

三つの視点を活用するための最初の一歩は、癒しについてのネガティブな考えをなくすことである。まず、三つの欄からなる表をつくることから始めよう。いちばん上に三つの力の名前を書く。次に集団の意識、個人の領域に関連した自分の根本的な考え方は何かを二、三点あげ、それを対応する場所に書きとめる。ポジティブなものもネガティブなものもあるだろう。たとえば、「癒しには痛みが伴い、時間もかかる困難なものだ」というのは、集団意識の力の流れからくるネガティブなものなので、集団意識の欄にリストアップする。「病気には、自分の変化というメッセージがあり、どんなものでも必要な変化を受けいれる用意がなければならない」というのは、象徴視点の力から生まれ出てくるものだ。一歩下がって見つめ、自分のものとしてではなく、元型の観点からものをみているからである。これは象徴視点の欄に書き込む。

ここにあげるのは、それぞれの力と関連した一〇の考え方の例だ。集団意識の力にある考えがみなネガティブなのは、集団には本質的にネガティブな信念にしがみつく傾向があるからだが、個人意識も、どちらかというとネガティブな考えをもつこともある。象徴視点を学び、成長していくにつれて、自分の外にある力（集団）を求めるのではなく、自分の内にある本質的な力（個人意識）の存在にもっと気づくことができるだろう。

◉癒しに関する集団意識の考え方

【1】病気は、苦痛に満ちた長いプロセスである。
【2】深刻な病気は、完治しないものだ。
【3】化学薬品だけが治癒効果をもつ。
【4】病気は、人から自分に向けられたストレスが原因だ。
【5】この病気の発生と自分とは無関係である。
【6】何かの過ちのために自分は罰せられている。
【7】セラピーを求めるのは、精神病であると認めることだ。
【8】治癒の責任は医者にある。
【9】病気は、自分の感情や心理状態とはまったく関係ない。
【10】癒しのためには、自分の条件を神と交渉することが必要だ。

◉個人意識のレベルでの癒しについての考え方

《ネガティブな面》

[1] 病気は自分のネガティブな面の結果である。

[2] 自分の病気には「業《カルマ》」的な要素があるにちがいない。

[3] 対症療法医学は、ホリスティック医療の効果を消滅させてしまう。

[4] 薬と栄養だけで、病を充分治せるだけの力となる。

[5] 病気の根は、つらかった子ども時代にあるのは間違いない。

[6] 健康で強い人間になると、孤独になってしまう。

《ポジティブな面》

[7] 癒しとは、霊的な旅である。

[8] 自分の霊は身体よりも強い。

[9] 癒しのために努力する過程では、必ず何か自分の学ぶべきことがある。

[10] 癒しでは、まず自分がそのプロセスの責任をもたなければならない。

◉癒しに関する象徴視点の考え方

[1] 自分は普遍的な生命系の一部である。

[2] 生きとし生けるものすべてが自分の生命を支えている。

[3] 内面にある元型のパターンを明らかにすることは、自分も普遍的にみられるパターンの一部としての役割を演じていることを教えてくれる。
[4] 病気という体験に象徴的な意味を探し求めることは、癒しのために物質界で進むべき道を歩む自分に、真のサポートを提供してくれる。
[5] 自分の病気は、新しい霊的な指示を受けるためのひとつの道なのかもしれない。
[6] 病気がなぜ自分の人生にやってきたのかについて、ネガティブな理由を探し求めることは究極的には価値がない。ただひとつ大切なのは、今日、自分が下す選択である。
[7] 誤った選択というものは存在しない。自分が選ぶすべての選択肢は、何らかの効果がある癒しの手段である。
[8] 人生の意味と目的について、自分はつねに啓示を受けている。
[9] 時間は幻であり、治癒のプロセスに何の影響力ももたない。
[10] 年齢は治癒のプロセスに何の影響力もない。

さて、今度はこの表を、典型的な集団意識の考え方にあてはめ、それを象徴視点の見方に変えてみよう。象徴視点という異なった観点からみれば、集団意識の考えは消滅させることができる。

まず始めに、集団意識の欄に「病気は、苦痛に満ちた長いプロセスである」と書く。そうしたら、これを象徴視点のレベルまでもっていってみる。このレベルでは、時間は関係なく、痛みは教師ともなる。そこで、象徴視点の欄に、「癒しは直線的な時間を超越する。癒しは一瞬の間に起きることもある」と書く。

次に、対極にあるこの二つの視点の架け橋となるような行動を考える必要がある。そうすれば、「なぜこんなことが自分に起きるのか?」というようなネガティブな考えが浮かんできたり、誰か他の人がそういう考えを口にしているのを耳にしたとき、「この人には真理かもしれないが、自分にとっては違う」という、超越的な思考に戻してくれるような言葉を心の中で唱えることができるのだ。具体的には、個人意識の欄に「自分の気を『いま、この場所』という、目には見えない瞬間におくことに、意識と意志を集中していく決意をする」と書き込み、この架け橋をつくる。そしてこう書く。「そのような集団思考の考えは、自分には何の影響力もない。自分の気の回路をそんな考えにつなぐことはしない。エネルギーを雲散霧消させてしまうのはいやだ」

癒しに関する集団意識や個人意識のネガティブな考え方を、象徴視点へと変容させようとする過程では、客観性を保つことと、一歩離れた立場を守ることが鍵《かぎ》を握っている。「自分の病気体験」は、「病気体験」となる。物質界のレベルでは、病気を通して何かを学ぶことは、本を読んで学ぶよりも明らかに骨の折れるプロセスだが、象徴的なレベルでは、どちらも単に学ぶための体験、となる。自分の病気に対して、大人になってから学校に戻って学ぶのと同じ、というくらいの見方に慣れる必要がある。それどころか、たとえ一日五分間でも、この、自分を一歩離れた立場におくという精神状態に入ることは、限りなく重要であり、純粋な希望をもって半年間生活するのと同じくらいのエネルギーであなたを満たしてくれるだろう。

適切な欄にポジティブ、ネガティブな考えをリストアップしながら、気的にみて、自分がどれほど強くネガティブな考えのほうにつながっているかを考えてみよう。逆に、ポジティブな考えのほうに、どれだけの気を送りたいかも考えてみる。たとえば、「病気は、苦痛に満ちた長いプロセスである」というネガティブな考えは、あなたの内面にかなりの支配力をもっているが、「自分には何でも癒すことができる力がある」というポジティブな考えは、信じたいけれども、まだきちんと実現できていないものであるかもしれない。そのような場合には、ポジティブなほうの考えに、自分の気のかなりの部分を注ぎたいということを頭に入れておく。一つひとつの考えに対する自分のつながりの度合いを区別するため、すぐとなりに「有」「無」と書き入れてもいいだろう。ある考えが単なる知的レベルの概念であるときと、内面に支配力をもつときとをしっかり区別するようにしてほしい。すでに言ったように、知的レベルの概念には何の治癒力もない。

この作業は一日ではできないし、一週間でも無理だろう。最初に二、三の考え方しか書けなくてもあせってはいけない。自分が抱える考え方のパターンをすべて掘り起こすには、かなり意識して努力を傾ける必要がある。日常生活のさまざまな状況や会話の中に、さまざまな考えやものの見方が浮かび上がってきて、あなたの信念とは何かを見せてくれることだろう。相手によって、自分の違った面が出てくる。また、希望にあふれた面に火をつけてくれる人もいれば、恐れを呼び覚ます人もいるだろう。あらゆる信念のパターンはくわしく調べてみる価値があるので、このプロセスが引き金となって浮かび上がってくる考えや思い出を記録するためだけのノートをいつもそばに置いておくとよい。ネガティブな考え方のパターンは、たいていネガティブな行動パターンを生むということを忘れないようにしよう。まず自分が悩んでいるネガティブな行動のパターンから逆に探っていき、その裏に隠された考え方を認識するのだ。たとえば、再発を繰り返す病気が、精製食品や砂糖のたくさん含まれる食生活の結果である、あるいはそのせいで悪化するとわかっていれば、病気の発生と自分は無関係だという考え方が食生活の行動パターンにつながっている、ということに気づくかもしれない。

自分の考え方を思いつこうとしても壁にぶつかってしまうようなら、兄弟姉妹などの家族と、ものの見方で共通したところ、違うところを話し合ってみよう。会話は客観的なものにとどめておく。目的は自分の集団の、意識的、無意識的な考え方を探ることだ。また、オフィスで仕事をしているなら、信頼できる同僚や同じ職業の親しい人に、職場でみられる、人を拘束し、支配するようなものの見方や考え方についてたずねてみるのもいい。他の人とこのような「ものの見方チェック」をするのは、最初は気まずく思えるかもしれないが、癒しの過程で自然に浮かび上がってくるさまざまな問題点について、自分の考えを整理するのに役立つことがいずれわかってくると思う。たとえば、職場で、あるプロジェクトに他の同僚ほど自分は貢献していないと感じていたとする。これは正しい状況判断なのか、それとも、自分を何かが足りない人間だというレンズを通してまわりをみているから、そう言い聞かせているのか？　同僚に対し、彼ら自身についても同じように思っているか、またあなたのことをそうみているかをたずねてみよう。

霊的な道の師がいる、あるいは何かの宗教を信じているなら、僧侶《そうりょ》、神父、牧師、ラビ、ラマ、その他の師を探し求め、次のような質問をしてみる。「古典的な意味での霊的な道の実践を継続してこなかった自分は、神なる存在とのつながりをつくることができなかったのか？」。それよりもさらに役立つ質問は、「他人に親切にすることは、霊の道の実践と考えられるか？」というものだ。このような質問、そして意見を求めた人々との対話は、安心感をもたらし、よりポジティブな方向性をつくり出すのに大きく役立つだろう。

三つの視点を活用する次の一歩は、まわりの人との関係を調べてみることだ。このステップの目的は、過去を思うことに自分のエネルギーをどれだけ費やしているかを評価することである。過去を過度に思っていると、現在の生活、そして健康を維持するのに必要な気が流れ出ていくのを許すことになる。信念にどれほどの力を割り当てているかを考えたのと同様に、今度は人間関係にどの程度の気を「ただであげて」しまっているかを測ってみるのだ。自分を損なっている関係に気づいたら、そのようなひどい気の投資をやめればいいと学ぶことができる。癒しは、「気的に高価な」課題だということを覚えておこう。生命力のエネルギーを再編し、目の前にある現在という瞬間の「恩寵口座」に集めなくてはならないのだ。勝つため、そして癒すためには、いまという瞬間に生きていなければならないのである。

人生で、何らかの面で完結していないと感じている関係をリストアップしてみよう。相手の名前と、なぜ未完結なのかの理由も忘れずに。親兄弟、友人、同僚など、過去の関係も思いつくままに書きとめる。たとえば、大人になった自分を受けいれようとしてくれなかったのなら、父や母も入れるべきだろう。もしかしたら、子どものときに両親のどちらかが亡くなり、あなたは見捨てられたように感じて、その傷がまだ癒《い》えていないかもしれない。あるいは父か母、または両親を何らかのかたちで傷つけたと感じていて、まだ深い罪悪感をもちつづけているかもしれない。親との未完結の関係が、自分のエネルギーのかなりの部分を支配しているならば、その事実を書きとめよう。いろいろな関係を区分けするのに、「相当な気の流出」あるいは「多少の気が流出」というような言葉を使ってもいい。

人生にまだネガティブな影響を及ぼしている他の人間関係にも、これと同じくらいの注意を向けなくてはならない。うまくいかなかった仕事の相手、恋愛関係や友人関係などだ。うらやんだり、恐れたりしている相手に対して自分がどれほどのネガティブなエネルギーを費やしているかを意識しよう。これら一つひとつの関係が、内面でどのようなネガティブな感情と結びついているかも明らかにする。つまり、あなたがその人たちの方向に向けて、なぜ自分のエネルギーを送っているのかの理由をはっきりさせるのだ。そして最後に、都市や国、あるいは通っていた学校、住んでいた町など、もしも特定の場所が悪い感情と結びついていたら、同じように気の面での評価をしてみよう。

大まかな法則として、悪い感情との関連は、だいたい集団意識の欄に入るだろう。人が受けたりつくり出したりする痛みは、そのかなりの部分が子ども時代、あるいは人間関係か職場で生じるものだ。お金、力、セクシュアリティ、そして自尊の念などで、私たちは往々にして問題を抱えている。人生の旅は基本的に霊的なものではあるが、その霊的な道の学びを見いだすのは、物質界での体験を通じてなのだ。霊的なレベルで力を強め、意識を高めるようになればなるほど、物質界の領域、つまり自分のまわりの世界、人間関係、家族、そして職場などによい気を返すことができるのである。

最後に、同じ方法を使って、自分の行動パターンにもこの三つの視点をあてはめてみることができる。象徴視点の論理を使う方法のひとつが、内面で活発な元型のパターンが何かを明らかにすることだ。たとえば、「傷ついた子ども」や「救済者」などである。元型のアプローチをとることで、より離れた立場から、慈しみの心をもって自分の行動パターンに気づくことができる。お金やセックス、あるいは権力などに関して自分が抱える問題点をリストアップしてみよう。なかなかお金をためられないということはあるだろうか。あえて親しい関係を避ける方法としてセックスを使うということはあるか。父親があまりに強圧的だったために、あなた自身が力を行使するのをためらってしまったり、逆に同じ理由からおかしなかたちで力を振りまわしてしまうことはあるだろうか。このような行動パターンの問題点も、やはり集団意識の欄に入ることに注目しよう。誰かを許せないというのも同じである。許すという行為そのものは心（第4チャクラ）の問題だが、おそらく許せない理由というのが、裏切られたとか、何らかのかたちで自分を侵害されたといったように、集団意識（第1チャクラ）に関係するものではないだろうか。

さて、集団意識の欄に書き込んだ項目に焦点を合わせてみよう。一つひとつのネガティブな考え方、人間関係、あるいは行動パターンについて、その象徴的な意味は何かを考えてみる。たとえば、「いつも人を助けてあげるのに、ちっとも感謝してもらえない」という思いを象徴的にみると、それは、自分の中にある「救済者」という元型、つまり英雄のように自分を捨てて他の人を助けるというニーズがあるのに気づくチャンスを表している。他の元型と同様に、「救済者」もポジティブな役割となる可能性をもつが、往々にしてそれは、利他主義という仮面をかぶった自己破壊的な行動へとつながっていく。人類の歴史上、かつて救済者が純粋な意味で英雄だった時代もあるが、その救済とは、集団のために救済者自身が犠牲となって行われてきたことが多い。

象徴的な意味を明らかにしたあと、こう自問してみよう。「この行動パターンを直して、自分の強さと力を取り戻すにはどうしたらいいのだろう?」。そして、その答えを個人意識の欄に書き込む。たとえば、「誰かに助けを差し伸べようとしているとき、無理をしている動機を探ってみる。もしその動機が、誰かを救済したり、安心させたいというものなら、自分の中になぜそういう行動をとる必要性があるのかを明らかにしてみる」。自分にこうたずねるのもいいかもしれない。「助けてくれるように頼まれたのか、それとも、逆に彼らが自分を必要としてくれるように、早まって自分から助けを申し出てしまったのだろうか」。カップルの関係では、この種の「利他主義」が、たとえば片方がアルコール中毒で、もう一方が救済しようとしていると、その救済しようとする努力が、逆に飲みつづける陰の理由となってしまうこともある。あるいは、パートナーが職場の問題について語っているとき、彼女が求めているのは、ただ耳を傾けてくれる人なのに、話をさえぎってその問題を「解決する」方法を提示しようとする、などだ。あなたのパートナーは、問題に自分で立ち向かっていかなければならないのに、それを「救済」しようとする試みが、実はそのプロセスを邪魔してしまうということさえあるのだ。

これら三つの視点から自分の考え方や行動をみることによって、よい方向に向かうかたちで問題を解決し、状況に影響を与えていくことを学べる。象徴視点は、集団視点の限界の中ではとても考えられなかったような選択肢をつくり出すことが可能になる。集団意識の領域、あるいは自分が身をおく日常生活の中に象徴視点を取り入れることは、身体の力を自分の霊につなぐ、という目標にしたがって、自分のおかれた物理的環境を整理していくのに役立つ。たとえば、過去の何か間違った行為のために罰せられていると感じているならば、「すべての病は、自分自身について何かを学ぶ機会である」という、象徴視点の見方でそれを置きかえる。

すると、個人意識の力は、ある意図をもつ行動パターンを身体の中につくり出すようになる。象徴視点のレベルに共鳴した気を起動させる、ということに明確に焦点を合わせた意図だ。

この三つの視点、そしてそれがもたらす力は、人生のあらゆる領域で使うことができる。問題の解決や人間関係の対立を理解するのに、人生に訪れるさまざまな恵みに感謝するのに、そして、むろん自分の癒しの過程を豊かなものにするのにもだ。集団意識の欄は、問題をリストアップする欄である。個人意識の欄は、行動を起こす欄だ。個人レベルの意志と行動こそが、見分けのつかない集団意識の泥沼から、いま生きている世界へと自分を持ち上げ、さらにその日常の世界から、霊と癒しのレベルへと引き上げてくれるものなのである。行動を起こすことこそ、深く根ざしているネガティブな考え方や行動パターンを変え、癒しを進めていくのに欠かすことのできない重要な要素なのだ。

これがかなり込み入った手順であることはよくわかっているので、もうひとつ例をあげて、しっかり理解しておこう。まず始めに、ネガティブな考え方、人間関係、あるいは行動パターンを集団意識の欄に書き入れる。同族意識の信念のなかでも、とくにトゲのあるのが、ある人種、民族、あるいは宗教が、自分たちのものよりも劣るという考えだ。誰でもこの形態の信念の罠《わな》にはまるものだが、このような考え方は、外面的、あるいは物質的レベルにしか存在しないものであり、象徴視点からみると何の意味もない。

次に、象徴視点の欄へと飛んで、いま書き込んだ考え方、人間関係や行動パターンを、自分の個人としての内面の力を増してくれるようなかたちでみる視点をつくり出す。

象徴視点のひとつの考え方に、問題を何らかの普遍的原理からみてみる、というのがある。人種差別的な、あるいは過度に民族主義的な信念の場合、これは単純に、「すべてはひとつなり」というだけでよい。さて、今度は個人意識の欄に、あなたの意識を同族レベルから象徴視点へシフトをするのを助けてくれるような行動の道を記述するのだ。身体的あるいは心理的な癒しをもたらそうとしているならば、サポート・グループやセラピストを探す必要があると書くこともあるだろうし、毎日の生活で感謝することを書きとめる日記をつける、というような、自分に課す新しい決まりを書き込んでもいいだろう。ここでの目的は、象徴視点のレベルの考え方が解き放つポジティブな気を自分の身体系の中に吸収させるために、何らかの個人レベルの行動をとる決意をすること、同族意識と象徴視点の欄の間に橋を架けることである。人種差別的、民族主義的な信念の例に戻ってみると、私のいちばんのアドバイスはまず口にする言葉を変えることだ。これは、自分の視点を意識し、それを変えていくという積極的な作業である。ある状況で、自分が「私は」と言わず、「私たちは」という言い方をするのに注意してみよう。まわりに対してすぐに自己弁護する傾向にも気をつける。

この三つの視点の使い方を把握し、習慣的にそれを使い、癒しに役立てていこう。これは強力なツールである。しかし同時に、それだけで使うものではない。これからいくつかあげるのは、あなたの癒しの炎を燃え上がらせるのに役立つ他の方法の例だ。いったん火がつけば、この炎の力には限界というものがない。どれでも、あるいはいくつかを組み合わせて、三つの視点とともに用い、癒しの可能性を最大限に引き出そう。

癒しの炎を燃え上がらせるために

自分が危機状況にあるときにまず学ばなければならないのが、時間をしっかり管理するということだ。まず自分自身のことを第一に考えるようにしなくてはならない。

自分は、とにかくいまという瞬間、自分がいる場所に生きている存在でしかないという事実、そして明日は何をもたらすかわからないという事実にしっかりと焦点を合わせておかなくてはならない。問いかけるべきことは、完璧に健康であろうと、病を癒そうとしているのであろうとまったく同じなのだ。「いま、この瞬間、これが自分の時間を使いたいことなのか？　何かを逃してしまうのが怖くて、時間という貴い恵みを誤って使ってはいないだろうか？」

人生の危機に直面したら、必ず次のことをたずねてみよう。

- 自分の人生でいちばん大切な人たちは誰か？
- 癒しのためにも、意義ある人生を送るという目的でも、自分にとっていちばん大事な人たちやものごとのために時間を使っているか？
- もしそうでないとしたら、どんな行動をとる気があるのか？

人生を見直すこのような問いは、治癒の過程で起きる危機や精神的な危機といったような人生の転換期に、より大きな重要性をもつように思えるかもしれないが、日常生活の過程でも、習慣的に自問してみるべきものだ。自分の内的なエネルギーを節約し、賢く使う必要があるのと同じように、時間もまた賢く使うことを学ばなくてはならない。自分の癒しに必要なのは何かを考えて、もはやそのニーズに合わない方向を向いていたり、行動をとったりするような人たちと過ごす時間は、減らしていく必要がある。もちろん、ガンの治癒や、近親相姦《そうかん》の傷の癒しを求めるのなら、ガン患者や近親相姦体験者とだけ過ごせといっているわけではない。だが、友人、家族や仕事仲間に、ネガティブな話し方や行動をとったり、身体を大事にしなかったり、あるいはあなたの癒しに障害となるような行動をすすめたりする人がいたら、そのような人たちと過ごす時間が自分にはあるのかを自問してみなくてはならない。その人が友人になりたいからといって、人生のこの段階で、あなたの時間を捧げる理由にはならないこともあるのだ。

だが同時に、あらゆる瞬間に必ず「何か意義のあること」をしていなくてはならない、といっているわけではない。時間を賢く使うというのは、表面的には「何もしていない」が、実は新しいアイデアや感情が表に出るのを許すための、あいた時間を残すということでもある。この「断事」は、瞑想《めいそう》の裏にある原理と同じであり、一日を過ごしていくなかで、自分を消耗させるような心配事や考え事から意識を切り離せるのは、自分自身しかいないということなのである。この意味では、病気、心の傷、あるいは人生の危機は、生活のペースを落とす機会にもなりえる。何かを断るというのは、「それを引き受けて、ただ忙しくなることに対してノーと言う」という意味かもしれない。この原則は、次にあげる、癒しの炎を燃え上がらせる二つ目の方法とつりあいをとるのに役立つものでもある。

方向を変えるなら、いますぐやること

癒しとは、つねに「現在形」の課題である。癒しの過程を、まずどんな治療法があるか、すべて調べ上げることから始める人は多い。しかし、こうして調べている間は、自分のおかれた状況について、実際は何もしていない。頭に注ぎ込む知識だけで、当然ひとつの癒しの力になるものと考えているのだ。よく聞くのは、自分にいちばんいい治療法がどれか確信がもてない、それがわかるまでは何もしないでいるほうが「安全だ」と思う、という話だ。私はこれを、その人は必要な変化を起こす準備ができていない、と解釈する。

ギアを換える決断を遅らせることは、ただ賢くないというだけではない。危険なのである。何もしないよりは、どんなところからでも、とにかくまず始めるほうが賢明であり、安全でもある。

積極的に行う選択はすべて本質的によいものであり、人生に新たな気の流れを起こしてくれることだろう。新しい変化の第一歩は、それほど大きなものではなくても効果を表してくれる。並行して、癒しには何が必要なのかに関する知識が広がる情報をいろいろ読んでみよう。栄養のとり方を変えたり、毎日運動する習慣を取り入れるのは、いい第一歩だ。毎日歩くのもいいし、ヨガのクラスに通ってもいいだろう。ヨガの先生がまわりにいない

のなら、ヨガなどのリラクゼーションのビデオを購入する。代替医療の選択肢についての本を読み、そこに書かれているものをとにかく何か試してみよう。グループのサポートが必要だと思うなら、ホリスティック医療のセンターや、自然食品店のようなところに行って、そこのリストや掲示板をチェックする。心理療法セラピストが役立つと思うなら、探せばよい。これまで述べてきたような生活の変化は、医学的なアドバイスを求めながらできることばかりだ。

何よりも大切なのは、「明日になったら始めよう」という考え方に陥っている余裕はないと、自分に頻繁に言い聞かせることだ。癒しのプロセスには「いま」しかないのである。

ものごとは循環するという思想をもつ

時間、そして人生を直線的な体験としてみる視点は、癒しの過程の障害となる。たとえば、こういう考えだ。「一か月たっても何も改善がなければ、この治療法は効かないし、自分も治ってはいない」「この年ではこれ以上を望むのは無理だろう」。焦点を合わせるべき対象は、時間ではなく、自然は循環するという本質のほうであり、これはさまざまなプロセスにも映し出されている。自然界では、生産的で過ごしやすい暖かい気候の後には、寒く困難な収縮のときが必ず続くが、この困難な時期が過ぎると、やはり暖かい喜びの季節が訪れてくる。

病の冬にあるときには、夏が訪れることはもう二度となく、すべてはふたたびめぐってくることもないように思えるかもしれないが、そのようなときこそ、自分の思考をしっかりと律することが不可欠である。人生を振り返り、とくにひどい不運にさいなまれていたときを思い出してみよう。そのときの気持ちを実際に呼び覚ましてみよう。絶望感を再体験しながら、とくにそれが身体にどう感じられたかに注意する。そうしたら、その後に訪れた転換点を思い出し、状況が好転しはじめるにつれて感じた安堵《あんど》感と自信を実際に感じてみよう。別に大きな出来事である必要はない。何かのゲームで、最終的には勝ったが、最初に負け込んでいたときのことでもいいし、気分を害してしまったと思った友人から仲直りの手紙が来たことでもいいだろう。最終的にどういう展開をしたかよりも、ことの流れが変わったことのほうが大事なのだ。次のゲームには負けたかもしれないし、友情は結局終わりを迎えたかもしれない。

そう、ある日あなたは息を吐いたまま、もう吸い込むことはないのかもしれない。だが、忘れてならないのは、癒しとは、まず何よりも学びの体験であり、その最大の学びのひとつは、人生とは無常なものであり、変動するものだということなのである。心の平穏をもって人生を受けいれるのを学ぶことができれば、あなたは病気をはるかに超える何かをマスターしたことになる。

森羅万象すべて循環するという思想をもつことは、許すことを学ぶのに最も効果的な方法のひとつでもある。

自分がされた過ち、あるいは受けた心の傷が許せないでいるとき、キリスト教にも共通するいにしえからの教えを思い出そう。自分から出たものは、自分のもとに帰ってくるのである。今生か来世か、いつかはそうなるのだ。正義不正義を決めるのは、個人レベルでできることではない。なぜなら、人間が行使する正義は、神なる正義よりもずっと過酷で、バランスを欠くことが多いからである。あなたの課題はただひとつ、許すのを学ぶことだ。そして、過去の出来事に無駄に費やされているエネルギーを自分の手に呼び戻すことなのだ。

もしもこの先、過去の傷に怒りの思いがわいてきたら、次のような許しの練習をしてみよう。ここ一週間の自分の行動をじっくりと見つめ、以前自分が被ったような不条理やひどい扱いを他人に対して犯してはいないかどうか、よく考えてみる。ささいなことで親や教師に誤解されても、それが心理的な負担となってのしかかるケースもあるものだ。そんな重荷を感じたならば、自分が誰か他の人を同じように判断してしまっていないかを考えてみる。最初は、人に審判を下すくらい、大した影響はないと思えるかもしれない。ある男性の服装が気に入らない、だからその人をだらしない人間と決めつける。そして、その判断をゴシップへとつなげるかもしれない。あるいは、ある女性がキャリアでの成功をどうやって手にしたかについて意見を述べ、誠意や倫理が欠けていたと言外ににおわせる。そうなってくると、罪のない、ささいな価値判断と思えるものが、実は重大な結果をもたらすこともありえる。そういう判断を下してしまう自分、そして、遠い過去に自分を不当に判断した人も許してあげる必要がある。「主の祈り」の言葉を思い出すのも役立つかもしれない。「われらに罪を為《な》す者と等しく、われらの罪を許したまえ」

現実的な目標を立てる

この地上にあるものは、すべて変わっていくことは確かだが、必ずしも一夜にして変わるわけではない。ワークショップの参加者でも、私自身、完成するのに十五年を要した直観能力を、一日でマスターできると考えてやってくる人も多い。一瞬にしてそうした能力が身につくことも不可能ではないかもしれないが、気の法則をじっくり観察して自分の直観力を発達させていく、というシナリオのほうが確率は高いだろう。同様に、何か新しい観点や、新しい洞察を得て、一瞬のうちに癒しが起きることもありえるかもしれないが、長い時間をかけ、ホリスティックな教えを意識して学んでいかなくてはならない可能性のほうが高い。一日でマラソンができる人などいないように、健全な生活を送ること、病気を癒すことは、何であっても、やろうと決めたことを毎日実行するよう、要求されるのだ。

それが医療措置でも、食生活の変更でも、運動、視覚化の練習、あるいは瞑想であっても同じことなのである。

病気の診断を受けたり、悲しい出来事や大きな失敗に遭遇したりすると、それまではなかったような恐れがたくさん浮かび上がってくる。自分に対しては、忍耐強く接してあげることが必要だ。不安になったり、気分がふさぎ込んだりしたら、一歩下がって自分を見つめ、どんなときに、どんな状況でこういう気持ちが表れてくるかを考えてみよう。もしかすると、それは同族意識に根ざしたネガティブな考え方のひとつを反映しているのかもしれない。もしそうなら、三つの視点を使い、その気分の裏に隠されている、さらに大きな象徴的意味合いやメッセージを見てとるようにするのだ。次に紹介する、スーフィの教えにある「バグダッドから一マイル」というワークをしてみてもいい。

目を閉じて、自分が砂漠の道を歩いているのを思い浮かべる。寂しい道で、永遠に続くように思える道だ。ちょうど中近東のハイウエーのようだ。灼熱《しゃくねつ》の太陽、足の下にある熱い砂の感触、そして耐えられないほどの喉《のど》の渇きと疲れが身体を圧倒するのを感じてみよう。乾ききった風景、そして自分の寂しさと絶望を体験してみる。この気持ちがはっきりと感じられるようになったら、道のそばにある小さな岩の一群を見つけて、そこで夜を越す準備をする。日が沈むのを眺め、涼しい夜風が吹いてくるのを感じる。旅の疲れを癒し、新鮮な空気を胸いっぱい吸って、身体が徐々に回復しはじめるのを感じる。

さて、岩陰から外に出て、まわりを見渡してみよう。それほど遠くないところに、ちらちらと光る明かりが見える。そして、その数がだんだん増えてくるではないか。最初からそこにあったのだろうが、まぶしい砂漠の太陽のもとでは、それが見えなかったのだ。かすかに音楽のしらべが聞こえてくるのを耳にして、人々であふれかえる街が実はすぐそばにあり、もう歩いていける距離であることを悟る。不毛な砂漠の真ん中にいると思っていたのが、実はあなたはバグダッドからわずか一マイルのところにいたのだ。このことに気づいたときの感情を全身にしみわたらせよう。もうすぐに楽になれるところまで来ているのだ。あとほんのすこし歩けばいいだけなのである。そう悟り、緊張感が解けていくなかで、短い感謝の祈りを捧げよう。

治癒の努力を始めてからひと月たっても身体に何の変化もみられないとしても、必ずしも変化が起きていないからではない。変化は波動のレベルで起きているのであり、いずれ必ず、精神的にも、霊的にも、そして身体にさえも、いい方向に向かう反応を引き起こすはずだ。自分で気づいているよりも、ゴールはずっと近いのかもしれない。

治癒のプロセスの間、同じ病気を体験した人と話をしよう。同じ道を歩む人からは、たくさんのいい情報が得られるが、治癒の道筋を比較してはいけない。ある人の身体レベルでは何の効き目もなかったものが、自分の癒しを始めるためには、波動レベルで必要なものかもしれないということを忘れないようにする。いつもあらゆる可能性に心を開いておこう。

意志の力を身につける

癒しを望むことと、癒すという意志をもつこととは同じではない。癒したいと思っていても、そのために必要な人生の変化を起こす意志が欠けている人もいる。自分が積極的に出していく命令に対して、頭と感情が反応するように鍛えなければならない。そして、このようなポジティブな思考が、頭と心をつなげる基本的なものの見方となることが必須なのだ。一日に一、二回、三十分ほどの視覚化のワークをするだけで、残りの時間は恐れに満ちた思考に戻るのでは、いくらポジティブなワークをしていても、その影響力は無に帰すことになってしまう。

意識の焦点をプラスの方向に向けておくためには、自分を律することが必要であり、そのためには練習がいる。ひとつの思考に頭と心を向けておこうとしても、すぐに他のことに意識が向いてしまうのがいかに簡単か考えてみよう。瞑想の修練を積んだ人でないかぎり、わずか数秒のうちに、意識はあらゆる方向に散ってしまうことだろう。前に一度、ある学生のグループに、他の何も考えずに、ひとつの思考に意識を向けつづけるというワークの指導をしてみたことがある。わずかな時間しかたっていないのに、何人かが起き上がり、外の「雑音」が邪魔になるとか、「内面に向く」ワークをやるには明るすぎる、と文句を言い出した。だが、ここで学ばなければならなかったのは、そのような気を散らしてしまうものから、自分を切り離すことなのだ。

内面に焦点を合わせるためには、まず外の環境にある条件が整わなければならないと主張するのは、それ自体、気を散らすひとつの要因となる。瞑想の師ほどに完全な集中力を発達させる必要はないが、内面にある力と協力していけるだけのつながりをもつことは必要だ。そうすることで、よい思考で速やかに悪い思いを覆ってしまい、そこから出るプラスの気を感じることができるのだ。マントラ（心の中で繰り返し唱える言葉や文章）は、集中力を高めるのにとても効果的である。緊張をほぐし、心の平穏をもたらして、意識が集中できるような言葉であれば何でもかまわない。マントラを、一定のリズムで繰り返す深呼吸と組み合わせるのもいいだろう。

呼吸を同じ長さにして、ゆっくりと鼻から息を吸い込み、おなかに落としていく。息を吸いながら、おなかが広がっていくのを感じよう。最初は、手をへその上に置き、腹部にふれて、その拡張を実際に感じてみる。おなかがいっぱいになったら、息を吸い込みつづけて、今度は腹と胸の間にある横隔膜のところをいっぱいにする。まだ肺活量が残っているなら、さらに息を吸って、肺と胸の上部を満たそう。そのまますこしの間息を止め、ゆっくりと吐き出す。鼻からでも口からでもよい。この三段階呼吸法ができて、肺もそれだけ力をつけるようになるには、多少の練習がいるが、その結果得られる心の平穏と落ち着きを考えれば、努力する価値は充分にある。お望みならば、リラクゼーションや瞑想の師を見つけて、このような簡単な方法を指導してもらえばいい。

繰り返しになるが、大事なことは、毎日きちんと続けることだ。やがてそれは条件反射となり、身体の気も同様に反応してくれるようになるだろう。

自分の頭と感情に支配されるのではなく、逆にコントロールするもうひとつの方法は、日常生活で実際に気をとられてしまう状況でそれを練習することだ。たとえば、誰かと話をしていて、何か気にさわることを言われたとしよう。ただちに自分の気に対し、そのコメントに反応しないよう命ずるのだ。渋滞に巻き込まれたり、仕事が自分の思いどおりにいかなかったりしていらついたら、自分の身体の中にとどまるよう気に命じ、基本的に無意味な状況へと流れ出してしまわないようにする。そのような状況では、心を落ち着いた状態に保つために、深呼吸をしたり、マントラを繰り返すなどのテクニックを使うのもいいだろう。自分の健康という、大所高所からみた全体像に意識を集中し、健康を取り戻すことに比べたら、他はすべて取るに足らないことなのだ。この真実を忘れないようにしよう。

癒しとは、人生という謎の中に生きることを学ぶ旅

人生は謎《なぞ》に満ちている。というよりも、人生とは謎そのものでしかない。苦しい出来事、すばらしい出来事が、なぜ特定の時期に起こるのか、なぜそのようなかたちで起きるのかをたずねるのは、エネルギーの無駄遣いである。自分の人生を満たす時間が創造されるのに、いったいどれだけのことがかかわっていたのかを知ることはけっしてできない。心理学（そして神の領域）の言いまわしでは、人生の出来事はすべて「決められすぎ」なのである。つまり、あまりに多くの要素、出来事、力、それにエネルギーがかかわっているために、ひとつの原因を特定できないのだ。

病気というのも、人生で最大の謎のひとつのままである。なぜ病は起きるのだろうか？「なぜ自分に？ そんな目にあうほど何かひどいことをしたのか？ はたして生き延びられるのだろうか？」。そして、この病気が、崩壊した結婚生活や子ども時代の心の傷、あるいは環境にある有毒物質と関係があるのではないかと悩む。このような問いは、乗り越えてしまうしかない。現在という時間に進行中の癒しに集中しよう。

病気や悲劇の理由をいくら探し求めても、何の返事もやってこないだろう。自分は謎を生きているのであり、解決しようとしているのではないことを、いつも思い出すようにし

よう。内にある問いの中に生きることはいいが、思考や行動、そして人生全体を支配するのを許してはならない。

問いを手放し、神なるものにゆだねることを心がけよう。神、仏陀《ぶっだ》、マリア、イエス、あるいは宇宙の道《タオ》が、疑問をすべてその無限のエネルギーの中へと取り去っていってしまい、あなたの気が自由になるところを思い描く。不安や疑問から自由となり、心身のあらゆる部分が、癒しの力をもつ、やさしい光で満たされるのを感じよう。この気と光は、いつも手の届くところにあり、いつでも見たり感じとったりできるものであることを知るのだ。

神の恩寵を育む

あらゆる霊の道の教えは、希望を呼び覚ましてくれる。それはまた、神の力と慈しみ、それに奇跡という次元をかいま見ることを可能にしてくれる。普遍的な真理は、生命が永遠の流れであり、無限の力をもっているということを教えてくれる。

心身と同様に、霊が癒されるためにも滋養が必要だ。自ら行動を起こし、魂の闇夜《やみよ》へと恐れずに足を踏み入れ、人生を永遠に変えてしまった人々の物語や叡智《えいち》に心を動かされ、ひらめきを受けることで、自分も行動を起こす勇気を蓄えよう。あまりなじみのない教えが語る叡智にもふれてみる。厳格なユダヤ教を求めたハシディームの物語を読み、ユダヤ秘教「カバラ」を探る。スーフィの教えの寓話《ぐうわ》や、イランの神秘家詩人ルーミーの詩を楽しもう。仏陀の説話や、ティク・ナット・ハーンの単純明快な教えを学ぶのもよい。キリスト教の神秘家である「砂漠の父たち」から、「ウパニシャッド」の文献まで、広く探ってみよう。どれも驚くほど読みやすいものだ。

ここにあげたような教えに出てくる話には、論理的に考えると意味をなさないものもある。実は、そのほうが効果的なのだ。論理思考を超越した本質的な美と、内に秘められた力がそこにはあるからである。仏教の教えによると、禅の教理をインドから中国にもたらしたのは、菩提達磨《ぼだいだるま》僧であるとされている。そして、この僧は、壁の前で九年間も瞑想を続け、一歩でも動くことを拒んだという。「私の教えを本当に学びたい人間が現れるまで、振り向くつもりはない」と彼は言った。ある日、慧可《えか》という学者が達磨のところにやってきて、どうも心の平穏が得られない、どうすればそれは達成できるのか、とたずねた。師は、その成就には厳しい修行が必要であり、意気地のない人間は無理なことだと言って、とりあおうとしない。雪の中に何時間も立ちつづけた慧可は、あらためて菩提達磨に懇願してみたが、またはねつけられただけだった。何としてでも教えを乞《こ》いたかった慧可は、自らの左腕を切り落とし、師の前に投げ出すと、「振り向いていただけなければ、今度は首を切り落とします」と言ったのだ。これを見た菩提達磨は、「お前こそが私の探し求めていた者だ」と言い、弟子入りを許したのである。

霊に滋養を与えてくれるような物語や真理を吸収していくと、内面から気が解き放たれるのを感じることだろう。それは普遍的な真理と共鳴する気であり、自分のいる世界とひとつになる道へと導いてくれる。このエネルギーは、まさに「恩寵」と呼ぶしかないものだ。この波動の力は強烈で、一瞬の間であっても、人をまわりの状況から離し、ひとつ高いレベルへと引き上げる。自分で対処できないものは何もなく、結果がどうあろうとも、すべてはうまくいくのだという気持ちで満たしてくれるのである。

恩寵とは、もちろんいつも明らかにわかる力として現れるわけではない。かすかにしかわからないもの、凡庸なもの、あるいは人のあり方まで変えてしまうほど強力なものなど、さまざまなかたちでやってくる。恩寵は「共時性《シンクロニシティ》」として現れることもある。いちばん必要としているとき、そしてまったく予想していなかったときに、安らぎをもたらしたり、必要な助けを提供したり、あるいは劇的とも思えるようなかたちで、このエネルギーがさまざまな人々の出会いをつくったり、いろいろな出来事を起こしたりするケースだ。あるいは、あたかも光が差したように、突然の理解をもたらす力となり、それまでどうしてもつかめなかったことが見えたりする。意識を覚醒時とは異なる状態へと誘い、あまりなじみのないエネルギーで満たしてくれることもある。それは、愛情と希望、そして何をも恐れぬという気持ちが組み合わさった、何ともいえない精神状態だ。また、恩寵は保護する力でもあり、何らかのかたちで存在が脅かされるような状況では、私たちを囲む盾となる。どう考えても命を落としてもおかしくないはずの交通事故を生き延びる。突如として家に帰らなければならないという気持ちに襲われて戻ってみると、ガスコンロがつけっぱなしになっていた。どうしても助けが必要なときに「見知らぬ人」が現れて手を貸してくれる、などだ。そして、恩寵は直線的な時間の枠組みにしたがってはたらくわけではない。治癒に何年もかかるはずの病気、解決に長い時間がかかるはずの人生の危機が、想像を絶するほど短い時間で癒されたりするのも、まさにこのためなのである。

奇跡は「ふつうの人々」には起こることなんかない、いろいろな話はどれも誇張されている、あなたがそう考えているなら、私自身に起きたことを話してみよう。

サティヤ・サイババは、インドの生きた聖者で、そのさまざまな力のひとつに、何もないところに、宝石から「聖灰」まで、いろいろな物を出現させてしまう力があるといわれている。この能力はサンスクリット語で「ヴィブーティ」(「啓示」あるいは「力」の意味)と呼ばれる。数年前、フィンドホーン共同体にいたときのこと、私は平衡感覚がおかしくなるという状態に襲われたのだった。何をしても症状はひどくなるばかりだったので、ついに最後の手段として、寝る前に私はサイババに祈りを捧げてみた。「ヴィブーティがほしいのです。それもいますぐです。ひどい状態なのです」。翌朝、私は、五年ほど前にはじめて会って以来、ずっと音信不通だったコペンハーゲンに住む知人から小包を受け取った。中には灰のつまった小さなケースが入っており、ラベルにはこう書かれていたのだ。「キャロライン・メイスさまへ、サティヤ・サイババより」。デンマークからスコットランドへの郵便は、通常少なくとも二、三日はかかるので、私の祈りへの答えは、その言葉が私の口から出る前にすでに送られていなければならなかったことになる。灰をどうしていいかわからなかったので、元カトリック信者の私は、それを額になすりつけてみた。このヴィブーティを受け取ってから数時間とたたないうちに、私の平衡感覚は元に戻り、もう二度とその症状は再発することはなかった。それ以来、どこに行くときでも、ヴィブーティは必ず持っていくことにしている。

恩寵がはたして実際に人の命を救えると思うか、とよく聞かれる。証明できないのはもちろんだが、自分の人生に神なる存在の力が干渉してきたという、数え切れないほどの人たちの話を考えると、私はそれが可能だと信じるほうを選ぶ。高校時代からの友人であるジェニーという女性にまつわる出来事だ。ジェニーは、マークという男性とつきあうようになったのだが、それはきわめて浮き沈みの激しい関係だった。マークは見るからにこわもてで、偏執狂の気があり、ほんのわずかなことに声を荒らげるのもしばしば、という人物だった。仕事は近くの刑務所の看守である。家には武器を所有しており、ジェニーに対して実際に銃を持ち出して脅すということはまだなかったが、何か言い争いになるたびに、銃のあるほうにちらりと目をやるのだった。マークと別れようと考えはじめたころには、ジェニーは彼を極度に恐れるようになっていたが、何をするかわからないので離れたほうがいい、という本能的な思いを行動に移すことができないでいた。

マークに引き合わせるために、ジェニーが私を家に招待してくれたとき、ふたりが一緒に住んでいるということ以外、そのへんの事情はいっさい知らなかった。だが、ほとんど家に着いた瞬間から、マークと私はまったく反りが合わず、衝突する始末だった。反感をあれだけあからさまにぶつけられたことはなかったので、最初はおもしろいと思ったくらいである。もうひとり、ジェニーの親しい友人で、バーバラという女性警官も居合わせていた。バーバラと私は気が合ったが、とくに連絡しようと思っていたわけではないのに、なぜか私は彼女の電話番号と住所を聞いたのである。その夜、帰るとき、私はほんの一瞬ジェニーを抱きしめて、こうささやいた。「二人ともお祈りして、あなたを何とかあの男と別れさせなくちゃね」

本能的にマークが精神病だという強い印象をもった私は、数日後ジェニーに電話をかけて、とにかく彼から離れるべきだと言った。祈る、という約束も守っていることも告げ、マークと何事もなく別れられる「恩寵」がきっとあると信じているとも伝えた。その五日後、寝床につくとき、その夜ジェニーが撃たれるという強烈なイメージが浮かんできたのだ。すぐさま彼女に電話をしてみると、電話に出た彼女の声の後ろに、怒り狂ったマークが、電話をすぐ切れと怒鳴っているのが聞こえた。電話を切る前に、ジェニーは、「助けて……」という言葉を何とか口にすることができた。

すぐに私はバーバラの番号を探し、電話をかけた。彼女は同僚の警官に緊急出動の電話をかけ、一緒にジェニーの家に到着した。ベルに誰も応答しないので、玄関のドアを蹴《け》破って家に入った。ジェニーは部屋の隅にうずくまり、椅子を持って自分を守ろうとしていた。マークは銃を振りまわしながら、殺してやると彼女を脅していたのである。幸運にも、二人の警官はマークを何とかなだめることができた。彼は逮捕され、投獄された。ジェニーはすぐに荷物をまとめ、そこを出ると、私のところにしばらくとどまることになった。その後、彼女は別の伴侶《はんりよ》と出会い、愛情あふれる絆《きずな》を築いている。

この出来事の細かい詳細、たとえばマークと私がはじめて顔を合わせたタイミング、バーバラの電話番号をもらったこと、この状況を解決するために神の恩寵があるよう、ジェニーと私が互いに祈ったことなどは、ただの偶然にすぎないということもできる。だが、偶然をつくり出す要素をひとつにまとめるものとは、結局何なのか。個人的には、この出来事すべての裏には恩寵のエネルギーがあったと考えている。あの夜、親しい友が撃たれるというイメージが私の心に入り込んできたということだけを考えたとしても、である。あのとき、私は瞬間的に、ジェニーを救うよう命じられているのだとわかった。そして、恩寵が訪れるときにどんな感じがするのか、そしてそれがどれほどの力をもっているのかも身をもって知ったのである。

恩寵はまた、安心感がほしいときに、やわらかな毛布のようにあなたを包んでくれるエネルギーとも考えることができる。まわりにどんな障害があろうと、機が熟せばすべて取り除かれるのだという気持ちで満たしてくれるものだ。恩寵はけっして論理的な力ではない。私たちが困難と考えるものにはまったく注意を払わないのである。自分の力をはるかに超えたところまで人を引き上げ、いちばん必要なときにまわりからのサポートを引き寄せてくる力があるのだ。そういう瞬間が訪れたときは、いただいているものに感謝しながら、必要な人たち、あるいは必要なさまざまな力がひとつになるというこの状況は、はたして恩寵の力なのかどうか、自問してみるといい。おそらくその確率はきわめて高いはずである。

あなたの人生で起きるすべての出来事は、この恩寵のエネルギーがつくり出したものだ。驚異的な瞬間と同じように、ごくふつうの状況にも注意を払い、その出来事の裏に神なる存在のエネルギーが隠されていることに気づこう。

聖なるもののイメージを使おう

人間の身体の内部構造を思い浮かべるのは、波動体としての人間を視覚化することに比べれば、それほどむずかしくはない、と言う学生が何人かいた。だが、チャクラという、神聖なイメージを用いれば、霊的なエネルギーを視覚化する作業も、把握しやすく、効果的なものに感じられるだろう。チャクラを視覚化するプロセスはかなり複雑ではあるが、とても価値のあるものであるため、後に第七章、第八章を割いて説明したいと思う。

しかし、聖なるイメージを用いるやり方はたくさんある。アルコール中毒症から回復の過程にあったギャリーという男性が私のところに相談に来て、どうしても飲んでしまうと言う。彼はトラックの運転手で、仕事に出れば長い出張となり、飲みに出かける時間はいくらでもあった。「いつも磔《はりつけ》になっているようなものです」。飲酒を責められ、それがもっと飲むことにつながるのを説明するのに、彼はこう言った。このとき私は、聖なるもののイメージを使おうとひらめいた。十字架への磔に何か共鳴するものがあるのかをたずねてみたが、ただの言いまわしにすぎないと彼は言い張った。磔が、人の罪業の贖《あがな》いのために犠牲にされるひとつのかたちであるという、元型の面からみた意味を彼に説明し、「あなたに起きているのもまさにこれなのがわかるでしょう?」とたずねてみた。そして、縦の棒の下のほうから上に向かってチャクラのついている十字架を思い浮かべてみるように言った。アルコール中毒との闘いでも、自分は十字架から降りてしまい、かわりにアルコール中毒症のほうを磔にすることもできると説明した。

ギャリーは、私の提案に対し、深いレベルで反応した。チャクラのついた十字架を視覚化するにとどまらず、十字架を入手し、そこに七つのチャクラを表す印をつけたのである。

それを服の下に身につけたのだが、ときにはそれを取り出して、たとえば十字架のいちばん下のところにある第1チャクラに手をふれ、こう言う。「これが第1チャクラのエネルギー。人生を変えたいのです。あらためて洗礼を受け、アルコール中毒症の力から自由になりたいのです」。次に第2チャクラの印にふれて、自分が神と霊的に一体となり、神の恩寵をいただいて、この十字架から降りるところを思い描く。

ギャリーの場合には、手でふれることのできる十字架という、物理的な物が必要だった。視覚化法だけでは充分ではなかっただろう。誘惑に負けそうになったら、十字架を握りしめて、意識を集中させるよう祈ったのである。

視覚化法《ビジュアリゼーション》を使っても、実際にある物を使っても、聖なるイメージを思い浮かべることは、天界とのつながりを感じさせる深遠なやり方だ。人間の霊の道の学びの歴史は、神なる存在や、あらゆるタイプの聖者、天使、精霊などであふれ返っている。

神聖なもののイメージは、神なる存在とのつながりを手にとれる形で五感が感じる道、と考えるべきだ。何らかの形で見る、ということは、人間にとって根本的な必要性だといえる。知覚できないものとのつながりを感じるのは困難だからだ。

もし、神なる存在を表す好みのイメージ、たとえば自分の精霊、あるいはラーマ・マハリシ、ペマ・チョドロンやダライ・ラマのような、崇拝の対象となっている霊的な道の師がいるならば、その姿を表すものをいつも自分のそばに置こう。祭壇や個人的な聖なる空間では無理だが、小さな像や画像であれば持ち歩くこともできる。自分はけっして孤独ではないことをいつも思い出させてくれるのだ。私たちは身体を癒すだけではなく、日常生活が生み出す恐れや不安に支配されそうになったとき、自分の意識を内面の中心に集中するためには、これくらいのレベルの安心感と自信が必要なのである。

毎日、何か新しいことを学ぼう

毎日、何か新しいことを学ぶことができれば、それは大きな力となる。学びは情熱を起動する。そして情熱とは力だ。それどころか、実は情熱こそ、私たちの体内に発生するエネルギーのなかでも最も強いもののひとつなのである。情熱は生命そのものへのつながりであり、明日まで生きて新しいものを見たいという理由を与えてくれるのだ。

ある友人は、料理への情熱をもつようになったが、それは彼が特別な食べ物を必要としていたからだった。料理はまた、友達や家族を定期的に自分の家に招く理由を提供してくれた。彼がキッチンで創造していた人生を祝うために人々は彼のもとに集まり、彼は食事をつくるのに費やす「創造」の時間を、身体の癒しの比喩《ひゆ》として使ったのである。別のある女性は、ガーデニングに熱心になった。生命を維持する植物を育て、安らぎをもたらす香りのある花で家をいっぱいにすることが大好きだったからだ。

瞑想と同じように、何かに対する情熱を見つけ、追い求めていくことは、それ自体が報われる体験となるが、同時にその過程で、たくさんの貴重な「副作用」を生み出すこともある。しかしその過程では情熱がどこへと導くのか、あるいは自分の心にしたがうこと、深いよろこびをもたらすものを追い求めることが、いったいどんな副次的メリットをもたらしてくれるかを知ることはできない。『旅路』（邦訳、双葉社）と題された本で、ロバートとスザンヌ・マッシー夫妻は、血友病の息子ボビーを育てたときの劇的な話を語っている。若い夫婦だったふたりは、自分たち自身も、またボビーに対しても血友病について教育しなければならなかった。血友病には、筋肉や関節に痛みを伴う、生命を脅かしかねないひどい出血症状が起きることがある。一九五〇年代から一九七〇年代という時代は、この出血症状にどんな措置を施せばいいのか、近代医学がやっと理解しはじめていた時代だった。そんな時代に、最新の情報にもとづいた最高の医療措置を与えようと一生懸命だったときのことを、勇気あふれる筆致でふたりは書いている。

ボビーは成長したが、大きなケガをする危険があったので、荒っぽい遊びや、ふつうの子どもがするようなゲームはできなかった。内出血がひどく、関節にギプスが必要なこともしばしばで、これが他の子どもと、自由かつふつうに遊ぶことの妨げとなった。出血や特別なケアのために何週間も学校を休まねばならず、これが両親や兄弟に大きな負担となって、彼も両親も孤立した生活を余儀なくされ、さらに困難を増したのだった。

ボビーの苦難が続くのを見つめなくてはならなかった苦しみは、ほとんど耐えがたいほどだった、とスザンヌは形容している。これが彼女の霊的な危機を引き起こしたひとつの要因となった。そして、魂の闇夜といえる時期に、神の助けを求め、ボビーの苦難に直面できるだけの力を与えてほしいと祈ったときのことを語る。祈り、そして生きていかねばならないという自分の決意を通して、やがて彼女は新たな力を得たことを感じ、自分の、ボビーの、そして家族の運命に対するある種の忍耐強さを学んだという。彼女の話は、力強い情熱と、まれにみる洞察、そして深遠なる霊の成長の物語だ。

ある日、ボビーのひざは、関節の内出血でひどくはれあがり、激痛のために、彼は半分意識を失いかけていた。足の上のシーツの重みにさえ耐えられず、わずかに身体にふれることさえ耐えられなかった。スザンヌは、ボビーのこの深刻な内出血症状を一昼夜見守りつづけ、さらに二日目、三日目と昼夜を徹して見守った。息子の逃れられない苦悩と、息子を思う彼女自身の恐れが続いた三日目のこと、疲労困憊《こんぱい》した心のどこかから、スザンヌは、これまでと何か違うことをしてみたいという欲求を感じた。この強い衝動を行動に移そうと決意した彼女は、なぜかわからないが、苦痛を和らげてくれると確信していた体勢をとってみるようボビーを説得した。身体をその体勢に落ち着かせると、今度は足のまわりに枕を置き、気をそらすために、最近の月面旅行のことについて話しはじめた。こうして母と子は、痛みがボビーの全身全霊を支配していた状態から、数分間だけでも逃れることができたのだった。

ボビーには睡眠がどうしても必要だったが、何とか彼を眠らせようと必死になるなかで、スザンヌは助けを求めて激しく祈った。突然彼女は、ボビーのひざの上に手を置くように命じられたかのように感じた。この衝動、あるいは指令に対し、心の中で彼女は反論した。息子の身体を傷つけ、痛みをさらにひどくしてしまうのを恐れたのだ。だが、ふたたび彼女は、手を彼のひざの上に置くように命じられていることを感じた。徐々に手をひざのほうに近づけると、最初は一瞬だけ、彼のひざに軽くふれてみた。ボビーはリラックスして眠ることができ、スザンヌには待ちに待った心の平穏が訪れたのである。心の中で、彼女にはこのひどい痛みがもう終わりであることがはっきりとわかっていた。

終わりを知らぬ息子の身体的、感情的な困難に直面し、スザンヌは自分も何か心を集中するものが必要だと感じた。別の方向に意識を向けてくれる何か……精神的なチャレンジでも、何か勉強することでもよかった。彼女は、内なる声が、ロシア語を学び、大好きだったロシアの音楽と踊りに情熱を傾けるように命じた、と書いている。この新しい言葉を学びながら、彼女はロシア史も勉強し、一九一七年の革命以前にロシアを統治していた最後の王朝、ロマノフ家についての本を読んだ。ロマノフ家五人の子どものうち、アレクセイという男の子がいたが、症状はボビーほどひどくないものの、やはり血友病だった。当時ジャーナリストだった夫のロバート・マッシーもロマノフ王朝に興味をもつようになり、ツァレヴィッチ・アレクセイについての記事を書いた。彼はロシア史とロマノフ王朝にますます魅了されるようになり、スザンヌはこのテーマで本を書いてみたらどうかと彼にすすめた。

年月が流れ、ボビーは自分の病状をポジティブにとらえ、自分で対処していくことを学んでいった。彼は『旅路』に、この病気のおかげで、自分自身について多くを学んだと書いている。自分たちで血友病について学びたいというマッシー夫妻の望みが、ふたりのロシア史と文化への情熱につながり、さらにロマノフ家に関するロバートの広範な研究へ、そしてベストセラーとなった『ニコライ二世とアレクサンドラ皇后』(時事通信社刊)へとつながっていったのである。ロバートは、同書の執筆ではスザンヌの協力が欠かすことのできないほど重要だった、と書いている。また、血友病患者の親として、何か独自の本を書くのではないかという運命的なものを感じていたと書いているが、この本の成功のおかげで、金銭的な困難からは解放されることになった。ボビーの健康状態という難関に直面することで、マッシー夫妻は作家としての才能を見いだし、そしてそれは、ふたりから世界への贈り物となったのである。

忘れないことだ。どんな情熱でもいい。何かを見つけること。そしてそれを追い求めていくことである。

これまでとは違う言葉を使ってみる

「傷の言語」の精神構造をもって生きることの危険性については、すでに述べた。病気が人生にもたらす痛みや恐れを人に話すこと自体に害はないが、いつもいつも「痛みを語る」落とし穴は避けたいものだ。

そのためには、まず自分の状態を、楽観的で霊的なかたちで、そして自分を癒してくれるような言い方で述べることができるように、新しい語彙《ごい》をつくり出そう。たとえば、自分の病気のことを「自分の新しい側面への霊的な旅」と言う。前に会ったある女性は、病気を「偉大な真理を教えるためにやってきた友」と呼んでいた。病気を「友」と呼ぶことは、状況に対する恐れを軽減するのに役立った。これまで怖いと思った友はいなかったからだ。彼女にとって、友とは、愛、大きなよろこび、信頼と関連づけて考えるものであり、病気を友と考えることで、それと意思の疎通ができると感じられた。共に過ごす時間が結びを迎えれば去っていくだろうと感じられたのだ。そして、まさに実際そうなった。治ってからは、彼女は実際に友に別れを言う小さな儀式をした。これは、あとあとまで傷の言語を使いつづけるのに対する解毒剤であり、もっと多くの人が試してみるべきものだ。

自分のおかれた状況について肯定的な言葉で語るのは、「病気を乗り越えて成長していく」のを助けるためだ。自分は身体にある病よりも大きな存在であり、より強い力をもっていると感じることが大切だ。自分には、いつでも助けてもらえると信頼できて、健康になる力の要素が無数にあるということをつねに思い出すことが必要なのである。あなたには愛があり、希望があり、そして信じる心がある。どれもみな、強力な味方だ。

自分の人生をひとつの旅とみなして何か書いてみよう。その物語を「私の人生の歩みが、身体となる」と呼ぶ。これまでのすばらしい体験をすべて書き出してみる。病気や人生の難関の原因となったかもしれない悲しいときだけを探そうとしないこと。人生がよい方向に流れているときは、健康に貢献するものだ。それをぜひ使おう。いま、あるいはこれまでの愛情あふれる関係を書いてみよう。そして、楽しかったときを思い出す。人生をこよなく愛し、生きていることに感謝できたときの記憶で自分を満たすのだ。

まわりで支援してくれている友人や家族にも、いま体験していることを肯定的にとらえるような言葉をつくり出す作業に参加してもらおう。ある男性は、日常の人生の旅を「井戸に入る」と述べた。「私の井戸」と言っていないことに注目してほしい。ただ「井戸」と言うことで、自分は状況から距離をおいているのだ。彼にとって、この言葉は二重の深遠な意味をもっていた。井戸は、さまざまな感情のとらわれをなくすという毎日の努力を表していると同時に、英語の井戸（well）には、よくなるという意味もあることから、健康の回復へと意識を集中するのを思い出させる役割も果たしていたのだった。

他にも、短い詩を書いて、毎日数回それを繰り返し暗唱するという人もいる。自分の好きな音楽に歌詞をつけてしまう人さえいる。自分を病気から離してくれて、力で満たしてくれるような言葉を見つければいいのだ。このようなことをしながら、自分は病気よりも大きな存在であるとみること、そして病気という体験よりも大きくなることを忘れないようにしよう。病気はせいぜい二つくらいの単語ですべて表現できるものと考え、自分の語彙は自分で編集できるのだから言い方を変えてしまい、頭、心、そして霊から、その二つの言葉を取り除くこともできるのだと思わなくてはいけない。

気の回路をどこに接続していたか、毎日振り返ってみる

自分の気《エネルギー》をどこに注いだか振り返るのを毎日の習慣にしよう。気が身体を離れていくときにどう感じるかに注意を払い、なぜ、どこに行ってしまったのかを評価してみるのだ。もしも自分の気を流出させてしまうような対象にくっついていたら、そこから自分を「切り離す」ように命ずる。身体から気が流出しているとき、逆に体内に入ってきているときの流れを感じとることを学ぶ。それは意識するだけでできることだ。怒ったり、恐れを感じたりして、気が出ていってしまっているときの感触はもう知っているだろう。即座に身体が弱くなるのを感じるはずだ。激しい頭痛や腰痛になってしまう人もいる。身体の症状

は、どんなものであっても、エネルギーを失っている信号だと解釈しよう。

自分から積極的に行動に出るには、まず気の回路を力と光で満たしてくれるポジティブなものに向けることだ。私の知人で、自分の通っていた教会にたたずむイエスとマリアの像と気の回路がつながるのを思い浮かべる人がいた。毎朝、毎夕、このようなイメージに「自分の気の回路をつなぐ」ことで、彼は神の気との絆を感じることができたのだ。他にも、太陽の力など、無限の生命力をもち、つねに私たちを支えてくれる大自然を表す何かと気の回路をつなげる人たちもいる。

回路をつなげたり、切り離したりするもうひとつの効果的な方法は、呼吸を使うことだ。息を吸いながら、自分の気を奪ってしまう対象からそれを取り戻していると想像する。呼吸を通して、自分自身の気と力を取り込み、ふたたびつながるのだ。息を吐き出そうとする前に、力と強さを表す象徴を思い浮かべよう。その象徴に意識の焦点を向け、それから息を吐き出して、こう言いながら自分の気を解き放つ。「この力と強さを象徴するシンボルと融合する。その気がいつも自分の中に流れ込んできますように」。自分にとって力を象徴するシンボルとつながることができれば、その気はいつも体内に流れ込んでくれるようになる。

感謝の心を呼び起こす

治癒についてあまりにたくさんの提案を受け、頭が混乱してしまうというのはよくあることだ。いろいろな瞑想法、治療法、それに毎日の運動をすべて行うと、日は暮れるし、エネルギーも使い果たしてしまうと思うだろう。だが、本当のところは、それほど圧倒されなくても大丈夫だ。

三つの視点を使い、肯定的な見方を保つのに、やがてこれといった努力も必要としなくなり、ひとつの習慣となる。適切な食事をするようになっても、一日三度食べていることには変わりない。違うのは食べている内容だけだ。日記をつけるのはこれまでなかった習慣かもしれないが、最初は一週間に一回から始めてみて、もし本当にそれが楽しくなるようならば、回数を増やしていけばいいだろう。まず何よりも、病気をできるだけ恐れないようにして、つねにひらめきを感じ、心が動かされるような道を見つけることだ。

感謝の気持ちほど、私たちの霊に安らぎを与えてくれるものはない。人生がこれまで与えてくれたもの、いまも与えつづけてくれているものすべてに感謝の心をもつことは、私たちの内にある生命を生き生きとさせる。感謝することを習慣にしよう。感謝するのに、明白な理由や、大げさな理由だけを探すことはない。すべての詳細が視角に入るような広角レンズを通して人生を見ることを学ぼう。

そして最後に、人生にあるすべてのものに感謝するとき、自分自身もその中に入れることを忘れずに。自分に時間というぜいたくな贈り物をあげてみよう。自分自身をもっとよく知る時間、人生の一部をなしている人たちを愛《め》で、感謝する時間をもつのだ。あるいは、これまでしたかったけれど、自分に許したことのなかったような望みを思いのままに満たしてみるのもいいだろう。慣れきってしまった道からすこしはずれてみようではないか。

癒しは、たしかに寂しい旅ではある。人生で遭遇する障害で、生命を脅かすものはほとんどないが、病気はそのひとつだ。子どもを失ったり、つらい離婚をするというような、精神や霊を打ち砕かれるような体験も、やはり同様の危険をはらむ。そこから生まれる苦悩は、身体に大きな支障をもたらす場合もあるし、自殺にさえつながることもある。それでも、精神的、身体的な健康を取り戻す努力を必ず続ける決意をもとう。今日体験する限界が、明日新たに体験できるかもしれないことに影響を及ぼすのを許してはならない。

あらゆることはすべて可能であり、天界はいつもあなたに耳を傾けてくれているのだ。

第七章
チャクラの視覚化法

これまでみてきたように、身体には内面の力の七つのレベルが存在する。それぞれのレベルは体内の特定の気系と対応しているだけではなく、人生の一部をなすさまざまな外面、内面の問題と関係している。身体をこのようにみる見方は、実はかなり古代からあるものだ。仏教、ヒンドゥー教、ヘブライ文化、キリスト教のどの霊的な教えをとっても、体内を流れる生命力を内包し、司《つかさど》っている七つの聖なるレベルがあることに言及している。チャクラ、キリスト教の七つの聖典などは、内面を旅するための地図を表し、意識の低い状態から高い心、そして超意識へと導くことができる霊的な成熟の過程なのである。

「気体《エネルギー・ボディ》」にある七つのレベルは、私たちの人生の取るに足らないようなささいなことから、生命の力をどんなことに振り向けてきたかといったことまですべて記録している。このような細かい記録をとるのは、私たちが霊の力を弱めるのではなく、意識して生命力を使い、育《はぐく》んでくれるようなかたちでエネルギーを使うのを助けるためだ。それぞれのレベルの力に隠された学びを得て、自己を識別するという資質を高度に発達させることで、霊的進化を遂げていくのだ。

この七つのレベルの力をよく知るひとつの方法は、一つひとつのチャクラのエネルギーの視覚化を積極的に実践することだ。この章で紹介する視覚化法《ビジュアリゼーション》は、七つの力の中心点とつながるのを助け、エネルギーを現実的で役立つものにすることができる。

あらゆる霊の道の教えで、火は身体を浄化する力であるとされている。病、汚れ、そして悪い力を燃やし尽くす。癒《いや》しの火のイメージ、そして自分自身の想像力を使うことで、あなたは自分という存在のすべてのレベル、つまり、身体、感情、そして霊のレベルでの癒しを触発することができるだろう。

チャクラを思い描くとき、イメージがぼんやりしていたり、つかみどころのないものに思えることもあるはずだ。それは別にかまわない。いちばん大切な要素は、これをきちんとした修練として行い、これが本当に効果的だと信じ、信頼する気持ちをその修練のなかに取り入れる、ということなのである。

目に見えないものに形を与えるようにしてみよう。そして、目に見えない世界でも、物質次元にはたらきをもたらすと信頼することだ。視覚化法を自然な習慣とすることは、意識していないときでも、癒しの火が内面にはたらくことを可能にしてくれる。いったん火がつくと、その火は潜在意識の一部となる。夢や直観の中に姿を現し、あなたを生命の力で満たしてくれるのである。

それぞれのチャクラに関する記述のあとにある視覚化法を読みあげ、録音するのもいいだろう。そうすれば、テープを聞きながら、目を閉じて、内面の気に意識を集中したままでこれを行うことができる。

第1チャクラ

第1チャクラは、身体のなかでの同族意識の中心である。第1チャクラの気は、私たちが大地に足をしっかりとつけられるようにするとともに、生命という大宇宙の一部であり、その生命の物質的な部分と切っても切れないつながりがあるということをしっかりと意識させる役割をする。この気は物質の次元に直接しっかりと根ざしており、生命とのつながりを育み、またそのつながりによって育まれるために、女性的な力と考えられている。この力は、地球そのものの気とのつながりと考えてもいいだろう。私たちは本質的に気の存在であるため、このチャクラの気と強いポジティブなつながりをもつことは、健康に欠かせない。身体は電気の流れで代謝し、生きていくのであり、この電流が、今度は地球の物質次元の生命のパターンとのつながりをつくり出してくれるのである。

このつながりを認めようとしなかったり、それを侵害するような行為をすると、第1チャクラの影の面を体験することになる。バランスを失ったり、物質界で何かを実現することがどうしてもできなくなったりする。自分の願うようにものごとが運ばなくなるのだ。創造性を発揮しようとしても、邪魔され、不満を感じる。どんな生命体でも、地球の電磁場とある程度のつながりを必要としている。生命の根幹にあるこのつながりがショートしてしまうと、物質的な次元でのつながりを体現する行為、そして創造という行為をこの世界でうまくこなしていくのに必要なエネルギーを、身体のさまざまな気系に流すことができなくなってしまうのだ。

第1チャクラの影の側面のもうひとつは、「故郷と感じられる場所を見つけられない」という状態だ。第1チャクラとの意識的なつながりが不足している人たちは、旅をするのなら美しいと思っても、そこに住むよう、何か呼ばれるものがあるだけの強いつながりを感じられる場所がどこにもないということがよくある。人間はそもそも住むべき場所を求め、自分たちがその一部となれるような共同体を見つけたいと願う。なのにこういった人たちは、やがてどこかを自分の居場所としても、その場所へのつながりには何かが欠けているように思えるのである。

病気もまた、物質世界とのつながりを失いかけているように感じられることがよくある。自分の人生でいちばん親しみのある深い部分と、切り離されたように思えるのだ。波動医学の観点からみると、この感覚は、生命のルーツ、あるいは第1チャクラのエネルギーからの断絶を表している。この断絶が起きると、まわりの世界への見方が、どうも「ふわふわしている」ような感じを残す。物質的環境にあふれているはずのよろこびに対する情熱が減じてしまうこともあるだろう。孤立して、方向を見失ったように感じるかもしれない。

しかし、根っこのチャクラの気に意識を合わせることによって、気をふたたびつなげ、その流れを逆転させて、エネルギーが自分のほうに流れ込むようにできる。

第1チャクラの癒しの炎を燃え上がらせるイメージ法

あなたの内にある女性的な創造のエネルギーに意識を向けよう。その根がどんなものか、思い浮かべてみる。あなたに活気を与えてくれるものは何か。あなたの人生の活動の源はいつもどこに根ざしているだろうか。あなたに栄養を与え、育んでくれるものは何か。自分の気の回路が、物理的環境の中で、意味のあること、大切なことにつながっていくところを思い描こう。あなたの家、人生のパートナー、家族、あるいはとくに仲のいい友人たち。仕事。お気に入りの物や、趣味。このつながりを五感すべてを使って感じとる。自分の気に指令を出し、身体から伸びていって、思い浮かべた頭や心にあるものすべてとつながり、そこで充電されてくるようにする。このようなポジティブな力、豊かな気をもつものの力で満たされていくのを感じよう。

次に、人生のすべての側面、そしてあなたの人生の一部であるすべての人々を、感謝をもって受けいれることのすばらしさへ意識を向けよう。自分が自分自身の人生に生まれ変わっていくと考え、その人生のすべてに自分の存在の内にある根源的な生命力を与える。その生命力が自分に戻ってくるのを感じながら、次の言葉を繰り返す。「すべての生命とつながろう。感謝のエネルギーが私を満たし、そのエネルギーの強い力が、肉体と霊体のすべてに流れていく」

第2チャクラ

第2チャクラでは、直接的な生命力を与え、受け取るという両方の流れがセクシュアリティを通じて身体に入り、また出ていくというかたちで行われる。このチャクラは、身体の性的な部分に位置している。

第1チャクラと同様に、この気の中心点の磁場は強い力をもっている。しかし、集団にしっかりと根を張るのではなく、他の人間を自分にひきつけたり、逆に自分がひきつけられたりするというかたちではたらく。一対一の関係では、この気を通して私たちは互いにつながるのであり、パートナーや親しい友、そして対立する相手もこうして見つけていく。第2チャクラは、私たちの本能的な部分の核となっている。性欲を起動させ、物理的には見えない危険に警告を発し、そして、必要とあれば、通常のレベルを超えた物理的な強さを発揮させたりもする。このため、第2チャクラは私たちの生存の中心と考えることができる。物質的な生命を生み出し、それを保護するのだ。

第2チャクラの影の面は、攻撃的な性向や憎悪、復讐《ふくしゅう》の念あるいは強欲などの感情に浸るとき、また、裏切り、身体への暴力や性的虐待などの記憶に執着しつづけるときに出てくる。このような精神状態は、さまざまな機能不全を引き起こすことがある。そのなかには、性的不能や、一対一の関係で創造的な関係性をつくり出せずにいる状態が含まれる。親しい関係にある人たちと波動的なつながりがもてなくなってしまうということもある。自分の気が、満たされるよりも速いスピードで流出してしまっているからであり、それはネガティブな思考に取りつかれてしまった結果として起きるのである。

第2チャクラの癒しの炎を燃え上がらせるイメージ法

まず、自分の創造的な力に気の焦点を合わせる。これまでの人生でつくり出してきたもののイメージを頭と心、そして霊の中に浮かべ、さらに、これからつくり出していきたいもののイメージを生み出す。第2チャクラの気の回路からエネルギーが流れ、自分がつくり出したいと望むものすべてのイメージの中へと入っていくところを思い浮かべる。「気体」から生命のエッセンスが発していく姿を見よう。この視覚化法をしながら、次の言葉を繰り返す。「私は創造性を育む器である。生き生きとした磁場をもち、生命を創造することができる」

次に、自分では悪い関係と思っている人とのつながりに注意を向けてみよう。そして、そのような関係から気の回路を切り離すところを思い浮かべる。その人が、はたして自分に何かよいものを与えてくれたのかが理解できなくても、気にしてはいけない。どんなに困難でも、純粋な感謝の気持ちをもって、これが楽にできるようになるまで努力を続ける。その人たちに、自分の人生で演じてくれた役割に感謝していること、また、自分が彼らの人生で演じた役割に感謝していると伝えよう。そして、あなたの気の回路が自分自身の身体に戻り、第2チャクラを封印して、もうエネルギーが失われることがないようにするところを思い描き、感じとろう。

この部分が完了したら、愛に満ちた関係に意識を向け、その愛が第2チャクラを輝くばかりの黄色い光で満たすのに任せる。気の回路をこの人たちに向けて、あなたの愛を送り、彼らとひとつになるところを思い浮かべる。ふたたび、「私は創造性の器。生き生きとした磁場をもち、生命をつくり出すことができる」という言葉を繰り返す。

第3チャクラ

第3のチャクラは、尊厳と威厳、そして辛抱強さを表している。

自分を大切にする気持ちは癒しに必要なものだ。自尊の念や尊厳の欠けた性格は、それ自体がひとつの病である。辛抱強さ、尊厳、名誉、そして自尊の念という、根本的な霊的資質が欠けていると、身体の癒しは二重の難関となる。

第3チャクラの影の面に入ってしまうと、それはすぐさま感じとることができる。恥を感じ、自分が不充分な存在でしかないという気持ち、自意識過剰、そして他人への恐れなどが起こるからだ。ネガティブな感情は、癒しに必要なエネルギーを流出させてしまう。尊厳や、辛抱強さという資質をないがしろにしてしまうもの、エネルギーの漏れが起きるようなときのことについて思い起こしてみよう。尊厳とは、他の人間といるときに、自分がどう振る舞うかということだけではない。自分自身とともにあるときに、どういう行動をとるのか、ということであると考えよう。自分で決意をし、それを尊厳をもって守ることができるか。ある行動パターンを変えると自分に約束し、その約束を守り通すことはできるか（これは第3チャクラに関係する修練だ）。辛抱強さを育むために、ライフスタイルを変える決意をして、自分の選んだ新しい道を歩く不快さをがまんすることができるか。自分を見つめて、自分の倫理観に誇りをもつことができるだろうか。

すべてのチャクラは癒しに重要な役割を演じるが、第3チャクラには辛抱強さのもつエネルギーがある。癒しの旅に耐えていく力だ。長い道のりを進んでいこうという、自分自身に対する決意は、癒しという難関を乗り越えるときに中心的な役割を果たす。

自分からする決意は、心理的、感情的にも、また肉体的にも限界を超えていると思えることに耐えていける力を与えてくれる。癒しへのあなたの決意は、霊的な尊厳と自尊の念にかかわる問題として、自分の命をどれほど神聖なものとみているかを映し出す。毎日、一日中、積極的なときも受け身のときも、夢の中でも、そして思考の中でもこの決意を維持していくことで、強い自尊の念と、自分の内面に対する気づきが生み出されてくるのである。

第3チャクラの癒しの炎を燃え上がらせるイメージ法

身体、感情、そして霊を癒すのに何をしなければならないのかについて内省してみよう。意識をこのチャクラに向ける。このチャクラが自分に送ってくるメッセージを感じとろう。手放さなければならないものは何か。とっておくべきなのは何か。手放すこと、あるいはしがみつくことが、あなたの癒しにどう影響するだろうか。

身体、感情、そして精神に必要なことはすべてするという誓いを立てよう。いちばん意味のある約束とは、自分の霊に対してする約束だ。あなたの霊は、希望を、動かされるひらめきを、祈りを、そして許しの心の気を必要としている。自分の霊性に対し、いまという瞬間に生きることを約束しよう。そして毎日祈ること。祈りながら、自分の霊を過去から呼び戻そう。ずっと昔に置いてくるべきだった場所、思い出を手放そう。その「ずっと昔」が起きたのが、今日という日であってもである。

癒しに対する誓いを、一般論として、また具体的な言葉を使って述べ、やるべきことをすべて実現するのに役立てられるように、たとえば次のように書きとめる。「いつのときもいまという瞬間にあり、生きることを約束する。つまりそれは、自分とパートナー、自分と子どもたちとの間にある問題や、言葉のやりとりをいったんおくということ。働きすぎをやめ、運動の時間をつくり、食べ物も新たに栄養を考えたものを習慣とする。一日二回瞑想《めいそう》し、自分や他の者たちに対し、正しい言葉、正しい行いを実践する」。癒しのために自分がしたいこと、しなくてはならないことをすべて考えよう。

誓いを書きとめようとするとき、第3チャクラをたとえばヒンドゥーの教えが記述するそのままの言葉で思い浮かべると、力づけられるように感じるかもしれない。「光り輝く宝石の街」という言葉だ。自分でする約束の一つひとつが宝石で、それが王冠を形成しているところを思い描く。王冠は神なる力の凝縮された核を象徴し、そこにある生命力を直接、あなたの霊と身体に注ぎ込んでいる。これほど広範な決意を守るのは大変なことなので、誓いを書いた紙をいつも持ち歩くことも助けになるだろう。意識がいまという瞬間から離れようとするのを感じたら、その紙にふれて、いまに戻るようつねに思い出させるためだけでもかまわない。そのようなときは、次のような神への祈願の言葉を繰り返してもよい。「耐える力と尊厳の気が私を満たしている。私の言葉と思考には、創造そのものの力がある」。そして、いつも忘れてはならないのは、真に尊厳をもって行われた決意は、たとえ意識していなくても、つねにあなたに力を注ぎ込みつづけるということだ。

第4チャクラ

第4の力は調和と美、さらに個人の内面における、身体、心、そして霊の内なる合一を象徴している。これは、身体の真ん中にある気の中心であり、下部三つと上部三つのチャクラの仲介役でもある。頭が司る行動は心を通して起こされる。よって第4チャクラでは、慈しみの心と、ものごとをきちんと見分けられる判断力で、より物質的志向の強い下部チャクラが律する原初的な本能の感情、エネルギー、そして行動を、上部チャクラに仲介していくのである。また、この心の中心点の気は、私たちを物質界から引き上げ、内面の世界と、より直接的なつながりをもたせてくれるはたらきもする。とくに、愛についての理解に対するつながりが深い。

生命力との最も純粋なつながりである、真の愛のエネルギーを見まがうことはほとんど不可能に近い。それは、私たちの中を流れる力のなかでも最も強力なものだ。愛する人を失ったとき、あるいは特定の人との関係が自分を満たしていないことに気づいたときなど、愛されていないときに感じる気持ちは誰にでもすぐわかるものだ。愛が欠けていると、深い痛みを伴って、気系からエネルギーが流出していく。

自分のことしか考えない愛や、所有欲は、やはり気を流出させる。人を、あるいは何かを条件つきで愛そうとすると、この尊い感情の流れを阻害することになるのだ。愛、そして第4チャクラの影の面は、反感や嫉妬《しっと》、許しの心の欠如として表れる。このような影の感情は、自分自身を愛し、敬う力をも阻害する。自分の感情のエネルギーを愛し、敬い、守ることを誓うのを妨げてしまうのである。

癒しには愛のエネルギー、とくに自分への愛と、自分を大切にする気持ちとが求められる。自然に対する愛、自分の創造性、そして神への愛がもつ力も、癒しのすぐれた慈養となる。誰かに恋をしたり、何かをこよなく愛するように強制することはできないのはもちろんだし、その種の気を必要としているからといって、誰か適当な人を出現させられるわけでもない。だが、神の愛を求めて祈ることはできる。人に対して心を開けるように、そして自分自身にやさしくなれるように、慈しみの心をもてるように祈ることはできるのである。

心の内面に入っていけるような、個人的な儀式を考え出してもいい。毎日、自分にとって楽しめること、感謝できる何かをするのだ。瞑想の録音テープや、やわらかな音楽、ヨガ、マッサージなど、穏やかな気持ちをもたらし、すべてが調和しているという感覚を霊と身体にもたらすのに役立つものを使ってもいいだろう。専門家や霊の道を導いてくれる人が必要なら、ぜひ探し求めよう。

第4チャクラの癒しの炎を燃え上がらせるイメージ法

自己には必ず道が用意されている。まず、やりたかったけれど、これまでしなかった何かを実現することから始めよう。力をもたらし、心を動かされるような詩を読む。デッサンや絵画、彫刻、何か楽器の演奏や、木彫り、ダンスを習いはじめる。心の平穏を感じさせてくれるような音楽を聴くのもいいだろう。これまで行きたくても行けなかったところに旅をする。飼いたかったけれど、飼えなかったペットを飼う。真の欲求を行動に移すことは、エネルギーと愛情をあなたのもとに取り戻してくれることだろう。

人々を愛することは、癒すエネルギーを与えてくれるので、愛する人たちとともに、彼らが自分の人生の一部であること、そして自分が彼らの人生の一部であることを祝福する時間をもとう。自分にとってどんなに大切な存在かを知らせてあげよう。自分の人生にある愛に対して感謝の気持ちをもっていることを意識しよう。愛は、与え、そして受けることのできる真の恵みなのだ。

高次の気とつながることが必要なら、次のイメージ法を実行する。

神なる存在のエネルギーとつながっている自分の姿を視覚化するとともに、それを感じる。エネルギーがそのつながりを通して自分の身体系に流れてくるところを思い浮かべよう。願望や恐れは、そのエネルギーのほうに向かって手放してしまう。友に出した手紙が届くように、そのエネルギーが天界に戻っていくのを思い浮かべる。身体、そして人生をひとつの霊的な存在としてみる。

自分の気の回路が、大切な人みんなに愛のメッセージを送るのを思い浮かべる。そして彼らの愛のエネルギーが自分の身体系に戻ってくるのを感じる。次に、自分の気がまわりの世界に愛のメッセージをもたらし、自然やすべての生命とつながるところを思い浮かべる。銀河系全体と同じくらいの大きさになった自分を想像し、心の中に、あらゆる創造の根本にある神なる存在のエネルギーをすべて包み込めるほどの大きさになった自分を思い描く。そのエネルギーと同調し、共鳴する自分を感じよう。これこそが、生命力そのものなのだ。

自由に流れる生命の気は、愛が浄化の力であることを思い出させてくれる。愛は、過去の感情の重みを取り払ってくれる力を与えてくれる。この生命の力が、過去の出来事に向かってしまっている生命の気を元に戻してくれるのを思い、感じとろう。心と身体にあった重々しさが消えるのを感じる。川の水に流されていく瓦礫《がれき》のように、感情の重荷が身体からどんどん流れ出ていくところを思い浮かべる。浄化され純粋になった視点から、人生にあるすべてをみつめて、感謝することができる。この浄化がもたらす安らぎを感じよう。

そして今度は、この安らぎのエネルギーを、調和と内面の平穏を象徴する、お気に入りのシンボルにしよう。このイメージ法を実践しながら、次のように繰り返す。「はっきりと感じられるほどに強い愛の癒しの力で、私の身体と霊を満たしてくれるよう、神なる存在にお願いします。自分を癒し、思いどおりの人生を送るには、この力が必要なのです」

第5チャクラ

第5チャクラは、身体と霊のエネルギーを組み合わせる。意志を使うという、ただそれだけの力で、自分の霊的な強さが相手に伝わるようなかたちで、私たちは他者に接することができるのだ。このチャクラは、偉大さと愛を表し、他者に対して、また他者に関して正直に語ることができる力、そして真理のもつ力に対する敬意を象徴している。また、正しい判断を象徴しており、このエネルギーは、私たちが慈しみの心をもってものごとを区別し、自分のもつ力を誤用して他者を不当に厳しく判断しないようにするとき強くなる。

正論と正直さは、まわりの人間を動かす力をもつが、自分自身の気系も強くしてくれる。逆に、意志を軽率に使うと、かなり力を失うことになる。とくに、誤った視点や不当な判断にとらわれてしまっていると、これがひどくなる。自分を悪い方向に向かわせる判断は、その代償も大きい半面、間違いを犯したことがただちに感じとれるため、その気はすぐにわかるはずだ。まるで割れたグラスから水が漏れていくかのように、エネルギーが自分の身体系から流れ出していくのがわかるだろう。

自分自身や、自分の挙動に対してネガティブな価値判断を下しても、やはり気の流出が起きる。他者に対する誤った価値判断を何とか弁護して言い逃れようとする行為は、エネルギーの喪失をさらにひどくする。第5チャクラの影の面である「不正直さ」は、「自分がつくり出した嘘を守る」ことが必要になるため、さらなる気的な疲労をもたらす。このようなネガティブな精神行為は肉体にアドレナリン反応を起こし、慢性の疲労やうつ状態、それに自己愛の欠如などの結果をもたらすことがよくみられる。

このような否定的な見方や価値判断を下す審判は、自分の生命の源を汚す行為である。そこで発生してしまう気を修復するには、それを正直に撤回するしかない。

それには、僧侶《そうりよ》やラビなど、霊的な道のガイド役となる人のもとに行くのもいい。あるいは、あなたにとって、高い霊的なレベルに達している人、徳を体現するような人で、「証人」となってくれる存在を探し求めることもできる。意志力の誤用によって生まれてしまった思いや発言を正すことは、癒しのために欠かせないからだ。始めは屈辱的に感じられるかもしれないが、やがて身の軽くなるようなすばらしい気持ちをもたらしてくれることだろう。霊の重荷を下ろすことができるような、信頼できる相手とともにいる時間を求めよう。

第5チャクラの癒しの炎を燃え上がらせるイメージ法

①まず自分や他者にあなたがもたらした問題はどんなものか、自分自身に対して告白しよう。それも具体的に。そのような行為を認めることで、意志力の影の面がつくり出した毒素を捨ててしまうことができる。霊的な旅の一環として、意志と意図を純粋に、そしてつねに清浄な状態に保つように努めよう。そうすれば、イメージ法を含め、癒しのために行うあらゆる行為が、さらに力を増すことだろう。何かに汚染された意志は、汚染された気しかもたらしてくれない。

自己に対する告白をやりやすくするためには、過ちや誤った価値判断を紙に書きとめ、その紙を燃やすという方法もある。この儀式にも、かなりの癒しの力があるが、許しの気を象徴する人に告白する方法のほうがエネルギーも強く、清める力もある。病気に直面していようといまいと、誰もが何らかのかたちで儀式をする必要性があるものだ。そのような儀式を全うしたときに自分のもとに戻ってくるエネルギーは深遠であり、霊と身体のどちらにもすぐにはっきりとわかる。

自己を浄化するというのは神聖な行為であり、屈辱を感じなければならない性格のものではない。これは、人間のあらゆる行為のなかでも、最も尊敬に値する行いのひとつであると、どんなときも心にしっかりと刻みつけておこう。なぜなら、まさにそれは、恥を感じるという重荷を解き放ち、霊の中に純粋な判断と真理が入ることのできる余裕を与えてくれるからだ。

②目を閉じて、自分が「第5チャクラに関係する未完結の問題」を抱えている相手の顔を思い浮かべよう。あなたの霊を自分のもとに呼び戻すために、何か言うべきことがある相手は誰か。あなたを混乱させ、いつも問題をもたらしてくるのは誰なのか。人間関係自体が、すでにひとつの神秘である。その登場のしかたから、もともとなぜ人間関係があるのかということ自体が謎《なぞ》だ。人間関係も象徴的に考えよう。この人たちがあなたの人生にもたらしたポジティブなものとは何だろう。

「正しい判断」「無条件の愛と感謝の力」の気に、内面から生き生きとわき出てきてもらうようにしよう。このエネルギーがあなたを、そしていま思い浮かべている人たちのまわりを包むところを想像する。

このような人たちが、いったいなぜいま自分の人生の中にいるのか、あるいは、なぜ過去にいたのかについて、自分がまったくわかっていないことを認めてしまおう。何のことはない、成功をもたらすきっかけとなった、完璧《かんぺき》な触媒だったのかもしれないのだ。この人たちと象徴的な対話をしている自分を想像してみよう。あなたの人生で彼らが演じてくれた役割、そして逆にあなたが彼らの人生の一部となる機会があったことに感謝の気持ちを表す。思い起こす一人ひとりに対して、「感謝の気持ちをもってあなたのことを思います。そして、審判を下してしまったすべてから、自分の気の回路を断ちます」という言葉を繰り返す。

この練習は、最初こそむずかしく思えるかもしれないが、これまで自分も繰り返し間違った判断を下されてきたことを思い起こしてみれば、その気持ちがもたらす痛みを身体で思い出すことができるだろう。そうしたら、今度は自分が逆に誤った判断を下してしまった相手に意識を向けて、その人たちを慈しみの気持ちの中に抱いてあげよう。自分のことを誤解した相手に対して感じる怒りが、自分とは離れたところにある雲の姿になるところを思い浮かべる。そして、その雲が空に漂いながらだんだん離れていくのに任せる。呼吸をするたびに、許しの気を内にもたらしてこよう。

第6チャクラ

第6チャクラは、明晰《めいせき》に、そして慈しみの心をもってものをみることを表し、第三の目がその象徴となる。人間の限られた理性の力を神の洞察と組み合わせる資質、私たちの視点を導いてくれる、神の叡智《えいち》を呼べる力を表している。象徴視点のレベルでいうと、それが物質界にどういう現れ方をしようと、私たちの一人ひとりが、この地球上の生命の進化に重要な役割を演じていると語っている。社会的な観点から、自分の職業がそれほど重要ではないと思ってしまうと、自分は霊的な視点からみても取るに足らない存在だと誤って判断してしまうこともある。だが、私たちの生命のあらゆる部分は、大きなひとつの生命という存在、さらに宇宙全体にとって価値のあるものなのだ。象徴的にみると、私たちは、それぞれが自分を捧げるという天命にこたえるようになっている。自分自身に任を授け、人生が意義あるものであることを受けいれる必要があるのだ。たとえ自分の貢献が全体として何なのかがけっしてわかることがなくても、である。

第6チャクラの影の面は、自己への疑念であり、他と比べるという有害な習慣だ。自分の価値を見失ってしまうと、私たちはバランスを失い、敵意や羨望《せんぼう》、そしてネガティブな価値判断を下す態度をもって他者を見つめるようになる。

このような感情は、健康に脅威をもたらし、「何ひとつうまくいかない」という気持ちにさせられる。他の人間の人生に対してできるすばらしい貢献の可能性すべてに目をつぶり、象徴視点を失ってしまうのだ。次にあげるイメージ法が、バランスを取り戻し、ふたたび象徴視点を得るのに役立つだろう。

第6チャクラの癒しの炎を燃え上がらせるイメージ法

限られた視点からしか人生をみられない立場から離れ、神なる存在のレンズを通して人生全体を眺められるようになったところを想像してみよう。それは、あなたの人生には、あなたが理解できるレベルをはるかに超えた目的と意義がある、という真理のことである。

この俯瞰《ふかん》的視点から、自分の内面に神の理性の力を招き入れよう。そう願っても、答えが言葉で返ってくるのを期待しないこと。それは気的なかたちで、何かがはっきりとわかり、方向性が見えるような「気持ち」としてやってくることを知ろう。次のマントラを繰り返す。「神なるものの叡智と理性を、私の霊に迎え入れ、自分やまわりの人たちの人生について下していた価値判断を手放します。わが人生は神聖なるものであることを受けいれ、何らかのかたちで宇宙に仕えるものであることを信じます」

次の祈りの言葉で第6チャクラの気を呼び起こし、つながる。「神なる存在の理性は、自分が頭の中につくり出したすべての視点や価値基準よりも優先するということを受けいれます」。自分自身の視点や価値基準を手放し、神なるものの未知の叡智（実は単なるからっぽの空間のような感じがする）が自分の意識に入るのに任せるのだ。からっぽの部屋を想像してもいいし、夕日や満月、はてしない海、あるいは夜空に光る満天の星を想像してもいい。凡庸な思考を意識から取り除き、より心を動かされるものが入る余地をつくることのできるイメージであればかまわない。その空間そのものの大きさまで自分が拡張するのを感じ、今度はその「大きさ」のほうを自分の内面に取り入れながら、こう繰り返す。「他者、そして自己に対する人間の理性の限界を手放します。信頼の中に生き、もはや問いかけをすることはやめます」。霊を脆弱《ぜいじゃく》にさせるすべての価値判断を消滅させたことを知ろう。

第7チャクラ

第7チャクラのエネルギーは、私たちのもつ、最も純粋な神性とのつながりだ。七つのチャクラをイメージする瞑想の修練でこの力のところまでくると、「この他には何もなし。これしかありえず」という教えの真理がわかるようになる。霊的、物質的な「瓦礫」を手放したあとに到達した、清明な精神状態についてちょっと考えてみよう。このエネルギーの力を活用するのに、他のチャクラのイメージ法の練習はすべて完了したと感じている必要はない。このチャクラの気は、意識していようといまいと自分の中にいつも注ぎ込んでいるが、受けたいと祈ると、人生を変える方向にそれを差し向けることができる。第7チャクラの気は、恐れを消滅させ、心を完全に開かせると同時に、頭の中にある限界を取り除き、自分の人生すべてを受けいれて感謝する気持ちになるよう、援助してくれる。神の気とつながり、意志を通わせるのを助けてくれるのである。

このチャクラの影の面とは、神なる存在を信じる気持ちと信頼の欠如、そして、明日はどうなるのだろうという小さな不安から、この地球上の人生が終わることまで、とにかく何かに対する恐れだ。何に対しても安心できないのは、私たちの安心感そのものが、物質界の外面的な物象に根ざしてしまっているからなのだ。過去にしがみつき、それが私たち

の人生に悪い影響を与えつづける。後ろを向いているために、つねに自分の人生に注ぎ込
んでいる恵みと導きに気づくことも感謝することもできず、一つひとつの瞬間がどれほど
豊かなときであるかがみえない。過去から自分を解き放ち、「いまここにある」という生
き方に伴う貴重な治癒力を吸収することが、生命力の最も純粋な現れであるこのチャクラの気に自分を開く道なのだ。
すべてのチャクラのなかでも、このチャクラを起動させるのに要する「意識的な」エネルギーの量はいちばん少ない。どんな祈りであろうと、あらゆる祈りは私たちの第7チャクラを開く。泥の中から輝かしいばかりの美しさへと花を咲かせるという、仏教で使われる蓮《はす》の花のイメージのように、チャクラ自体が大きく花開くのである。

第7チャクラの癒しの炎を燃え上がらせるイメージ法

第7チャクラの気とつながるには、まず、もう自分が抱えていく必要はないものすべてから、自分のエネルギー回路を取りはずすところを思い浮かべる。自分自身の過去にある感情的、心理的な重荷を手放す。他の人のことでもちつづけている心配やストレスを手放してしまう。そのあとに残ったスペースに、身体と霊の両方が神なるものと合一したときにもたらされる輝くエネルギーを思い描こう。自分が癒されるのをみて、感じる。

あなたと神との親密な絆《きずな》を象徴する気に意識を向ける。そして、次の言葉を繰り返す。

「意識を向ける対象も、疑問もなし。心配や重荷をなくしてからっぽになる。自分は神との合一そのもの」

頭頂部から身体の中心へと流れる気を感じよう。根のチャクラへと流れ、またもとへ戻っていく。それは、説明不可能な、言葉ではとても表せない霊的な慈しみであなたを満たしてくれる。この力を与えてくれるよう、ただ願えばいい。それはあなたの権利なのだ。あなた自身の生命源の力であり、無形で、人格ももたない絶対的存在とつながっている部分なのである。

第7チャクラの気とは、あなたという存在が、実は個人としての人生よりもずっと大きいものであることを知らしめてくれる部分だ。わずか一瞬でもこのエネルギーとつながることが、人生への対処のしかたをどれだけ根底から変えてしまうかを感じてみよう。

第8チャクラ

第8チャクラには、私にとって他よりもはるかに心をそそられる何かがある。他のチャクラと別に紹介するのは、これが人間の次の進化レベルを象徴しているからである。そのため、このチャクラは、身体に影響を与えることもないし、個人としての感情的、心理的な本質に影響することもない。第8チャクラには、実は元型《アーキタイプ》のパターンが隠されているのだ。元型とは、前にも述べたとおりあらゆる文化にみられるテーマやイメージで、人間として生きる体験について、個を超越した象徴的な視点を提供してくれるものだ。意識の中にあるこの次元は、人間の進化という、個を超越した体験を通して他者とのつながりをもたらす。

水瓶座《アクエリアス》の時代を迎え、私たちは、ある種の普遍的な情報や意識にふれていくようになるが、元型はその宝庫といえるだろう。このチャクラは、個人意識と元型の次元という、個を超越した偉大なる意識とのつながりであり、その橋渡しをしてくれるものだ。他の七つのチャクラとは異なり、身体の中に対応する部分はないが、身体を包み込むと同時に、全身に浸透している気場の頂上部に座し、洞察を司る第7チャクラと直接のつながりをもつ。

水瓶座の時代が深まるにしたがって、元型の存在はより明らかになり、その力にふれることも容易になっていくだろう。そうなると、第8チャクラの重要性はさらに増す。このチャクラはいつも存在していたのだが、最近まで私たちはつながりをもつことができなかった。電子機器の助けを借りて紫外線が見えるようになったのと同じように、私たちは目に見える世界を超えたところにあるものを見るために、世界の気的な次元を知覚するのに必要な、意識の力、瞑想する力を発達させてきたのだ。人間の意識が進化していくにつれ、さらに高度な波動の場に対する感受性が高まっていくのである。

私自身が第8チャクラからの気を感じはじめたのは、一九九〇年、慢性疲労症候群をもつ女性の診断をしているときのことだった。それまでとまったく異なり、このときは何か新しい要素が波動として現れていた。このエネルギーが何かを判断する材料がなかった私は、おそらくこれは、まだ遭遇したことのない病気のエネルギーだろうと考えた。同時に、彼女の心理的なストレスの本質について述べるとき、成長しきれなかった「内なる子ども」がいるということを何度も私は言った。それまで元型を表す言葉を使ったことはなかったが、のちにこのリーディングを振り返ってみると、内なる子どもという元型を例に出したことが、他の何よりも彼女の自分自身に対する理解に貢献していたのだと気づいたのだ。

この体験のあと、私はこの気を自分の知覚の世界によろこんで迎え入れた。この最初のリーディングに続いて、毎回、元型についての新たな印象が情報の中に浸透してきた。ある人の意識、無意識のパターンを理解するのに、これがどれだけ深く貢献してくれたかを思い、私は畏敬《いけい》の念に打たれた。もちろん、たとえばカール・ユングの著作のように、それまで元型について書かれたものは全般的によく知っていたが、この次元に直接遭遇した経験はなかった。

それ以来、私はだんだんこう信じるようになった——私たちは、たしかに元型という次元全体とつながってはいるものの、同時に、一人ひとりが、各個人の精神の発達と成熟のために、より大切な役割を演じる一二の元型のグループをもっており、そのグループと密接なつながりをもっているのだ。これを私は「聖なる契り」と呼ぶようになった。意識の成長のパターンに影響を及ぼしつづける、神なる存在との約束事、という意味だ。私たちがこれに同意したのは生まれてくる前のことで、人格という限られた視点からではなく、魂のレベルでのことだったのではないかと私は思っている。だからこそ、私たちは、人格という限定された視点からでは、これらの契りを充分に理解することができないのだ。そうではなく、物質界での人生を、象徴的な意味合いから解釈する力を身につけなくてはならないのである。このような視点からみれば、私たちの人生を構成し、そこに登場する物理的な要素は、実は舞台装置であり、無意識レベルの心からの反応を引き出すための触媒としての役割をもつのだ。

水瓶座の時代、無意識の心は、私たちの見えない部分の深層から姿を現し、意識レベルの心と直接接触するようになっていく。私たちはすでに自分自身について学びつづけるようになっているのは明らかであり、これまで「無意識」と呼ばれてきた心の部分と、私たちが直接対話するときが来ている。

すべてのチャクラと同様に、第8チャクラにも、やはり影の面がある。影の面が複数あるというべきだろう。たとえば、内なる子どもという元型の影の面は、「孤児」となって現れる。この元型のパターンをもつ大人は、子どものときに親が適切な役割をしてくれなかったので、自分は大人として不完全だと思っている。「預言者」の元型がもつ影の面は、自分の狂気を、誤った導き、あるいは他の者への警告として投影してしまうというかたちで顕現することがある。これから起きると自分が恐れた事態のために、信徒の集団を自殺させたジム・ジョーンズはその一例だ。「母親」という元型の影の面は、子どもを虐待したり、世話を怠る母だ。愛に満ち、子どもを大切にするという、普遍的な役割を満たせない女性である。「英雄」の影の面は、慢性的な仕事中毒人間、あるいはいつも人を助けなくてはならないと思い込んでいる救済者などだ。

元型のパターンは、深層にはたらく強い力であり、物質界で起きる人生のドラマの中以外に、夢の内容にもその姿を見せる。私が診る人たちの人生の出来事を元型パターンを使って解釈すると、彼ら自身の自己理解を劇的に高めるだけではなく、感情抜きで自分を眺めるという、個人を超越した雰囲気をつくり出せることがわかった。こうして、自分を傷つけた人々、あるいは逆に何かのかたちで自分が傷つけてしまった人々を、互いの人生でそれぞれが助け合うという、魂のレベルに昇華させることができるのだ。この高次の視点からならば、許すという行為は驚くほど容易になるのである。

第8チャクラの癒しの炎を燃え上がらせるイメージ法

第8チャクラは、普遍的、象徴的な次元とのつながりをもたらすものであるため、そのエネルギーと融合するには、あなたの人生で起きる出来事や人との関係を、元型の観点から解釈するよう、意識して努力する必要がある。ただし、ネガティブな思考にどっぷりつかり、望むようにならなかったのはなぜかをあれこれ考えろということではない。象徴視点を実践し、特定の状況から、いいも悪いも、どちらの感情も切り離して、詳細を観察しながら、そこに隠された学びや導きが何なのかを判断するのだ。象徴視点を使うために役立つヒントをいくつかあげてみよう。

象徴視点の「技」をマスターするのはたやすくはないが、まずある状況についてどう思い返すかをコントロールすることから始める。一人称で考えるのではなく、中立的な声で自分の状況を述べてみよう。「上司と議論になった」と言うのを、こう変えてみるのだ。「二人の人間の間に議論が起きた。議論の原因は、ある仕事のやり方について、互いに自分の力を誇示しようとしたためだった。一方の人は頑固者であり、他方は厳格なしつけ役を演じようとしていた」。ひとりは岩石を象徴し、もうひとりは山崩れだ。このように自分を切り離した見方は、その出来事にまつわる物理的、感情的要素の裏で起きていることを眺めるのを可能にしてくれる。このように状況をみることを実践すると、そこにある学びが何かを認識し、適切な行動を選択することが容易になる。いまという瞬間を意識して象徴視点を実践すれば、あなたの人生とその癒しに強い効果が表れることだろう。

過去の出来事に象徴視点をあてはめてみることも、そこから宝石のように輝く何かを見いだす助けとなる。思い出すと心が乱されるような過去の出来事を何か選び、この自己を切り離した言葉を用いてそれを見つめ直してみよう。「私が気に入らないことをすると、父はいつも私を軽蔑するような言葉を吐いた」と言うのではなく、「自分の人生に失望していたひとりの大人の人間が、そのはけ口として、まわりにいる者たちをさげすむことを選んだ」と言うのだ。そして、自分自身の人生や行動もあらためて見つめ直し、過去に自分があれほど苦しめられたのと同じ挙動を自分でも繰り返してはいないか考えてみよう。

これが終わったら、思い出していたのがつい最近の出来事でも、遠い昔のことであっても、次の祈りの言葉で第8チャクラの力とつながることができる。「あらゆる幻像を手放し、神なる存在の意志を、人生の導きの力としてすべて受けいれます」

チャクラを浄化する瞑想

この瞑想は、アメリカ生まれながら、もう長い間サティア・サイババに帰依し、現在はインドに住んで教師をしているある人から教えてもらったものだ。少なくとも十五分か二十分くらいは邪魔の入らない場所を選んで行うこと。

椅子に腰かけるか床に座り、背筋を伸ばして、目を閉じる。イメージ法、体感、あるいは直観を通して、七つのチャクラを意識する。カメラのレンズのように、チャクラが開いていくところを思い浮かべよう。身体で感じてもいいし、直観として感じとってもいい。頭の上一メートルくらいのところに、バスケットボールほどの大きさの黄金に輝く光の球があるのをイメージし、意識しよう。そして、自分の第1チャクラ（根のチャクラ）から小麦色の光線（あるいは光の束）が地球の中心に向かって伸びているのを思い浮かべ、意識する。これは、足を地につけておいてくれる、いわば大地のコードだ。

自然なリズムで呼吸を続けながら、息を吸うときに、宇宙の気が頭上の黄金の球から第7チャクラを通り、背骨を下りてきて、根のチャクラに向かって流れていくのを感じよう。同じ呼吸のなかで、大地の気が足から入ってきて、根のチャクラへと向かうのを感じる。二つの気が、そこで出合い、混じり合って融合するままに任せる。

無理のない程度まで息を止めて、この融合した気が根のチャクラを浄化するのを感じよう。

息を吐き出しながら、汚れた気を、大地へのコードを通って地球の中心へと流してしまう。母なる地球にも、悪い影響を与えることはない。灼熱《しゃくねつ》の地核の中で燃やしてしまうからだ。

チャクラを完全に浄化するのに必要な回数だけ呼吸を繰り返す。上から、下から、前から、後ろから、中も外も、あらゆる視点からチャクラを思い浮かべ、感じとり、完全に浄化されたことを確認しよう。

根のチャクラが浄化されたのを感じられたら、次のチャクラに移る。しかし、まず最初は、息を吸いながら、二つのエネルギーを、根のチャクラで融合させるところから必ず始めること。そうしたら、息を止めた状態のままで、融合した気を、これから浄化するチャクラへと動かして、それから先の呼吸でそのチャクラにはたらきかける。汚れた気は、毎回、吐く息とともに、大地のコードを通って流してやらなくてはいけない。

あるチャクラの気が、誰か他の人間の気の影響を受けていると思ったら、そのチャクラを白い光で包み込み、その影響力から守ってあげよう。この力は、自分自身に関する思い込みというかたちをとってやってくることもある。

この瞑想をするのに要求される集中力が原因で、上半身にエネルギーがたまってしまうことがある。体感できるときもあるし、できないときもあるが、身体の緊張として感じる可能性はたしかにある。この緊張をほぐすには、七つのチャクラをすべて浄化したあと、頭を床につけるような気持ちで、前に身体を傾けるとよい。できれば額を床につけ、手のひらも床につける（腰かけているなら、手のひらを床につけるだけでよい）。緊張したエネルギーが、頭頂と額から、そして肩を通り、腕から大地へと抜けていくのを感じよう。深呼吸を何度か繰り返し、リラックスして、緊張が完全にほぐれていくのを感じる。そうしたら、また座り直し、目を閉じた状態で休む。

今度は、自分の空間を規定する。最初に、自分のオーラの境界を感じることから始めよう。ふつう、身体から四、五メートルのところまでそれは広がっているはずだ。
次に、精神エネルギーを使って、半径一〇メートル前後になるまでオーラを広げるようにしてみる。そして、伸ばした輪ゴムから手を離したときと同じように、元の自然な位置までパッと戻してやる。
今度は、自分のオーラを皮膚のすぐそばまで引っ張ってきているかのように感じてみる。ふたたび、自然な位置までまばゆいほど明るく輝く白金色の光でオーラを満たす。自分が親しみを感じていたり、いちばん深く愛する神の存在をその光の中に感じてもよい。オーラの外にエネルギーが出ないようにするため、エメラルド色の光でオーラを包む。

緊張のエネルギーをふたたび吐き出す。座り直し、目を閉じる。

チャクラの浄化を終えたら、過去に、わずか一瞬であっても、すべてを超越した気持ちになったときのこと、あらゆるものとひとつになれたときのことを思い出してみる。とくに祈りとか瞑想のような霊的体験である必要はなく、自然界とひとつになれたという感じでも、美術や音楽作品について思っているとき、性的な合一の最中、あるいは運動をしているとき得られた時空を超えた刹那《せつな》のことでもかまわない。その瞬間を、いまふたたび意識の中にもたらし、あなたの存在をその超越感の気で満たしてあげよう。そして、最も深いレベルで、神、あるいは無窮とつながるのがどんな気持ちかを感じる。ほんの一瞬であっても、あらゆるものと一体になるというのはどんな感じなのか、自分自身に体験させてあげよう。

この体験から得られたものを、下のチャクラから順番に一つひとつのチャクラに入れてあげよう。

ふたたびエネルギーを流し出す。座り直し、目を開ける。

第八章

チャクラと聖典の癒しとは

気のレベルでみると、インドで発達したチャクラの体系と、キリスト教にある七つの聖典との間には、強力なつながりが現実に存在している。どちらも、内面の霊的な自信を育《はぐく》み、癒《いや》しと神なる存在の力を意識するための導きとなってくれるものだ。

チャクラの教えと、他の霊の道の教えとのつながりがひらめいたのは、真理という普遍的な力の本質について考察していたときだった。たとえば、殺人や盗みが悪いことだというのは、どの教えにもみられるものだ。一方、ある種の食べ物に関する教えは、その宗教独自のものであることが多いので、普遍的な真理とはいえない。

チャクラが霊的な真理を語っていると考えるようになっていた私は、たとえばキリスト教には、なぜ同じような教えがないのだろうかと不思議に思わざるをえなかった。

ある日、直観力を発達させるというテーマのワークショップで教えていたときのことだ。自分で黒板に描いたチャクラの図を見ていた私は、なぜかその黒板に、キリスト教の聖典を重ね合わせていた。ワークショップが終わったあと、このことを不思議に思いながらも、チャクラの横に、ふつう人が授かる順番で聖典を並べて書いてみた。混乱していた私は、どちらの教えも、人間の身体に生命を与える、同じダイナミックな気の流れを示しているということに気づいた。それが人の健康に関してもつ意味合いが理解できるようになったのだ。

この考えの有効性を試してみるため、私はこの概念をテーマとしてワークショップを開いた。始めは、チャクラと聖典の象徴的な意味だけを教えることを考えていたのだが、キリスト教の教えでは、聖典とは自分の中に「取り込む」ものとされていることを思い出した。つまり、その神聖な資質は、人の霊的な力を目覚めさせることもできるのだ。

このワークショップの準備を進めながら、私は、親しい友人であり、牧師でもあるスザンヌ・フェーゲル師に助けを求め、聖典を、伝統的なかたちではなく、象徴的な文脈で教えたいと説明した。七日間にわたるこのワークショップは、チャクラの体系と聖典の融合をテーマとした私の講義で始まった。まず一日の最初に、ひとつのチャクラと聖典について、そしてこの二つの力と健康や癒しとの関係に焦点を合わせた講義が行われる。夜の部では、私がその日の講義でとりあげた聖典について語り、スザンヌが自分の洞察を交えてさらにくわしく語る、という構成だ。そのあと、希望者に対して実際にその聖典を授ける儀式を執り行った。二人とも驚かされたのだが、参加者の全員が、このようにして行われた儀式のほとんどすべてに参加したのである。

数日間にわたるワークショップでは、参加者の間に深い絆《きずな》が生まれることが多い。だが、これまでのワークショップすべてを振り返ってみても、このときのワークショップに匹敵するものはない。スザンヌも私も、ここで提供する情報が何らかのかたちで役立てば、という思いだったが、実際に参加者が受けた深い霊的な衝撃や、のちに知らされた長期的な影響については、まったく心の準備ができていなかったといっていいだろう。ワークショップの最中にも、すでに感情的、心理的な傷を癒せた人もいたし、その後、身体の病気も治すことができたという報告も受けている。

なかでも、サラという名の女性がとくに印象的だった。四十七歳の彼女は、精神がボロボロの状態でワークショップにやってきた。極限状態まで疲れた感じで、何事にもピリピリした反応を示し、とにかく一週間泣きっぱなしという印象だった。これまで自分の人生を何とかしようと長年がんばってきたが、何をやっても役立つものが見つからず、寂しくてたまらない、とにかく夫がほしい、と言っていた。はっきりいって、精神病すれすれの状態で、とくにこれといって大きな身体的症状はなかったものの、どうみても慢性疲労症候群の症状にあてはまる姿だった。サラは、私たちの聖典のとらえ方にとても関心をもち、その一つひとつを深い敬意をもって受けいれてくれた。毎夜（大声を出して泣いていないときにはだが）、その日の気づきについて、彼女は驚くような洞察を語ってくれた。彼女の嘆きはあまりに強烈で、いまの不満よりも何かもっと深いものを解き放っているように思えた。

一週間ものあいだ、私は彼女の手にティッシュがないときを見た覚えがなかった。しかし、ワークショップが終了するころには、サラはまったく違う女性にみえた。あとになってわかったことだが、その後三週間とたたないうちに彼女はある男性と出会い、その週のうちに結婚したそうだ。夫婦とも、結婚できたのは、このワークショップのおかげだと考えている。これほど劇的ではなくても、負けず劣らず意味深い癒しも他に起こっている。

その後も、スザンヌと私は、このようなチャクラと聖典を組み合わせた一週間のワークショップを何度か開いたが、いつもそこでは、心を動かされるような、驚くほどの癒しのエネルギーが呼び覚まされるのだった。ワークショップでは、聖典を授けるのに聖職者であるスザンヌの存在が必要だが、誰でも、これらの聖典のもつ重要なエネルギーを取り込めるような象徴的な儀式を、自分自身で行うことができると私は信じている。小さなテーブルでもいいから、家やアパートのどこかに祭壇や神棚をこしらえよう。それにろうそくを一、二本、そして自分にとって意味のある像か何かを捧げておくといいだろう。それでもう準備万端だ。

これから述べる儀式は、単純で、ばかばかしく聞こえるかもしれないが、敬意をもって行われると、かなりの力をもつものだ。毎週ひとつの聖典、たとえば同じ曜日に同じ聖典を選び、事前に準備をして、自分の家で「ホーム・ワークショップ」をするのもいい。一つひとつの儀式に対する精神的な準備をしっかり整えるだけの時間をとるようにすれば、ひとつの聖典を行う長さはとくに関係ない。

第1チャクラ——洗礼

最初の聖典は洗礼だ。洗礼は、家族の中に新しい人間を迎えることを象徴する。この聖典を通して、家族は物質的な意味で子どもの世話をする責任を受けいれ、衣食住を提供していくことを神の前に約束する。また、洗礼を通して、家族の宗教、社会的価値観、そして民族の伝統による解釈にもとづいたこの世界のことを教えていくという約束がなされる。これは、キリスト教だけのものではない。それは、生命という恵みを祝福する元型《アーキタイプ》でもある。その意義、そして第1チャクラとの関係は、肉体としての生命とのつながりと、大地の気にしっかりと足をつけた状態を象徴しており、他の文化にもみられる洗礼の儀式とまったく同一である。

第1チャクラと洗礼の儀式のめざすものをうまく合わせられれば、自分の人生や家族を、霊的な意味で成長していくようになっている環境としてみることができるようになる。この概念を受けいれがたいと感じる人も多いかもしれないが、これは、家族がもたらした心の傷に対する反感と怒りを手放すための大事な一歩なのだ。子ども時代の傷を癒すことは、最も困難な課題であることが多い。なぜなら、傷に直面してもいいという気持ちになったころには、清算すべきものをもつ相手が、すでに他界していて、取り組める対象が記憶だけということもよくあるからだ。それでも、どんなに困難な家庭環境であろうと、いずれそれは、自分の内面の強さを育む最初の場所となりうる。

この世に生まれてくるのに、何らかのかたちで自分もその選択に関与しているということ、そしてその人生は、すべて霊的な学びの体験であるという見方を受けいれる人も多くなってはいるが、やはり苦しい子ども時代の記憶に直面すると、この視点もつい見失いがちとなる。自分が必要としていた感情的、物理的環境を家族がきちんと提供してくれなかったために感じる傷は、心の奥深くまで到達する。単に個人としての傷以上の、元型的な意味での傷でもあるからだ。

大人が子どもに対して責任をもつということは、人類が普遍的に知る真理である。これは社会的責任以上のものだ。それは、母なる自然そのものからの命でもある。この「法」にしたがわないと、個人の内面にある生命の流れが破壊される。子どもに対する家族の責任は、生命力そのものの流れにまで到達するからだ。

元型的にみると、何らかのかたちの洗礼は、ほとんどすべての社会に存在している。象徴的にみると、実際に正式なかたちで洗礼を受けているかどうかにかかわらず、今日、大人になってから洗礼をあらためて体験することは、子ども時代の傷を癒すのにとても役立つ視点を提供してくれる。洗礼の象徴的な意味を考えると、私たちの誕生も、単にある家族のなかに偶然生まれてきたのではなく、その家族という道を通して霊的な体験をするためにやってきた、というふうに見方が変わってくる。このような元型的な視点は、子ども時代に癒すことのできないほどの影響を受けたとする誤解から、私たちを自由にしてくれるものだ。また、洗礼のさらに深い意味は、家族が私たちを受けいれることよりも、私たち自身が、人生すべてをあるがままに受けいれ、自分が授かった生命そのものを受けいれることにあるという点を理解する助けともなる。高い意識をもつ人間となることの意味がわかるようになれば、他者から洗礼を受けるのをただ待つのではなく、感謝の気持ちから、自分自身に洗礼を与えることもできるのである。

このワークショップの最初の講義で私が説明したのは、洗礼の聖典を授かることで、参加者たちは、子ども時代にあったさまざまな障害を超越し、家族、そして自分の人生をあるがままに受けいれる象徴的な手段を選んでいるのだ、ということだった。このような視点からみると、過去に人生に登場した人たちすべてのその姿が変わってみえるはずだ。つまり、彼らもまた、自分自身の悪魔に苦しんでいる人たちだという事実がみえるようになる。もっといい言い方をするなら、彼らは、今日あなたが歩んでいる道を歩むきっかけを与えてくれた人たちなのである。

こう説明したあと、スザンヌと私は、自分自身の人生を祝福しながら受けいれることを示す行いとして、洗礼の聖典を行った。ワークショップは、鉱泉のわくリオ・カリエンテという場所で開かれていたため、温泉のわき出る小さなプールでこの儀式をすることができた。頭に水を何滴か振りまくだけではなく、全身を浸す人もいたが、とにかく全員が、プールに足だけでも入りながら、人生という恵みを与えられたことに感謝する祈りを捧げたのだ。何人かが「心の中で、家族を許すとともに、この世界に自分をもたらしてくれたことを感謝して、祝福をあげることができた」とあとで語ってくれた。感謝の気持ちとともに、悲しみも語られた。最後に、人々は自分の体験を語り、この儀式が人生を根底から変えてしまう力をもっていると深く信じている、と語ってくれた。

ある女性は、あとでくれた手紙で、家に戻ったあと、家族に対し、生命というものを単にふたりの人間が性行為を行った結果ではなく、ひとつの贈り物としてみてほしいと伝えたことを教えてくれた。息子は、ばからしいという態度を示したが、娘と夫は、そのすばらしさをわかってくれて、三人は一緒に牧師のところに行き、聖典を授けながら、声を出してその言葉を読んでほしいと頼んだのだった。牧師は、ふつうそういうやり方はしないと言いつづけたが、この女性は、「でも、私たちも、それほどふつうではないですから」と答えたらしい。

別のある女性は、娘から、もう二度と会いたくないといわれたときの痛みを語ってくれた。このワークショップのあと、彼女は娘に手紙を送り、洗礼の象徴的な意味を語るとともに、二人の間にある母と娘という絆より大きな視点から、人生を授かったものとして眺めてほしいという願いをしたためた。そして、もし二度と会うことがなかったとしても、娘のことを大切な思い出にできるこの人生に、ずっと感謝していくだろうとつけ加えたのだった。それから六か月とたたないうちに、ふたたび連絡をとりはじめ、母と娘の関係は癒しへの道を歩みはじめたのである。

最後に、ある男性は、この聖典を授かることで、長年にわたって抱いてきた家族に対する怒りを手放すことができたと語ってくれた。家族はみんなこの世を去っており、自分の感情をさらけ出すべき相手がもういないので、この怒りを癒すことはけっしてできないのだ、と彼は長い間考えてきた。だが、儀式の最中、自分は怒りをさらけ出したいのではなく、家族をあるがままに受けいれてあげたいのだと気づいた。つまり、洗礼の力を通して、家族にこのメッセージを伝えることができた、と彼は感じられたのだった。

洗礼の儀式

洗礼の儀式は、伝統的に、水を身体にかけたり、水につかったりする行為を伴う。しかし、自分自身の洗礼をするときには、内面の自己を浄化することがその目的だ。これをするためには、何らかのかたちで神聖なものとした水を飲むのがいいと私は思う。水晶を水の中に入れ、日に当てておいたり、浄化作用をもつとされるハーブを入れて煎《せん》じてもいい。この水を飲みながら、血のつながった家族（あるいは自分がいまその一員であるどんな「家族」でもいい。「仕事仲間」という家族もこれに入る）と関係があると考えている毒を手放すという意図をしっかりともつこと。物質界で展開していく自分の人生すべてを受けいれ、祝福を与えてもいるのだということを意識しよう。

第2チャクラ――聖体拝受

二つめの聖典は聖体拝受で、象徴的には、第2チャクラの意味と共鳴する。聖体拝受は、文字どおりには最後の晩餐《ばんさん》を表す。イエスはそこで、弟子たちにこう言った。「この食事を私の思い出としてほしい」。このため、聖体拝受は、愛と兄弟意識を分かち合うことを象徴するようになっている。また、神なる存在との合一も表す。

私たちの一人ひとりに神なるものの魂が宿っているという教えは、あらゆる宗教に共通しているが、象徴視点からみると、いいものであれ、悪いものであれ、あなたが聖体拝受を体験する相手は、誰でも神なるものとつながりをもっている。パンをちぎって与え合うことが、聖体拝受の物理的な行為であるとすれば、象徴的な聖体拝受とは、その相手と気的な「パン」を分かち合うことだ。この視点から互いをみることができれば、他者との対立で起こるエネルギーの喪失や、自分のほうに投げかけられてくる悪い気がもたらす汚染から守ってくれる可能性も充分ある。他の人間に対しても、悪く思わず、やさしい気持ちで対応する心の準備ができるとともに、どんな人間関係にも何らかの霊的な目的があるのだと意識できるようになる。このためには霊的な意味で自分を律することが要求されるが、意識を高めていくというのは、もともとそういうことなのだ。

第2チャクラは人間関係によってエネルギーを与えられ、他の人々と交換する気の質を監視している。そのデータシステムの中に、お金、権力、そしてセックスに対する私たちの意識を記録していく。人生で他の人々との関係がかかわってくる側面だ。

第2チャクラが聖体拝受というかたちで融合すると、お金、権力、あるいはセックスとの間に、健全で汚れがなく、人を脅かすことのない関係を築く方向に向くようになる。安心感がいつもあり、物質界でどんな問題が持ち上がろうとも、抜け出す道が必ず見つかるという気持ちを与えてくれるのだ。

ワークショップでは、聖体拝受が、単に力を取り戻す手段のみならず、これからの人間関係で、力を喪失することを防ぐ方法でもあることを述べた。象徴的にみると、聖体拝受を分かち合うことで、私たちは、根源的には誰もが同じ魂の家族の一員であることを認め、受けいれているのだ。さらに、洗礼の概念を広げ、たとえはっきりと知覚できなくても、人生で出会う人は、すべて何らかの霊的な目的のためにそこにいるということを認め、受けいれるのである。

「ネガティブな」関係の人との間に霊的な重要性をみるのは、たしかに不可能以外の何ものでもないかもしれない。それでも、いちばんいやなかたちで自分を感情的にさせる人たちが、何らかの目的でそこにいると受けいれるのは、そのひどい絆を維持するのにあなた自身が投じてきたエネルギーを取り戻す、最も効率的な方法なのだ。すばらしい「魂《ソウル》の友《メイト》」を見つけた、と誰かが言うと、私はこう答えることにしている。「いいえ、見つかってなんかいませんよ！ 真のソウルメイトというのは、身体が拒絶する人のことです」。カルロス・カスタネダは、人生で遭遇する「いやなやつ」には感謝すべきだと語っている。他の誰よりも、私たちに成長を余儀なくさせ、学ばせてくれるからだ。

ワークショップの参加者たちには、人とパンをちぎって分かち合う行為を象徴的に思い浮かべてほしいといった。「あなたに、そしてあなたとの関係に祝福を与えます。あなたからも同じものをもらいます」という「思考形体」をもつパンをちぎって、その人にあげるのだ。聖体拝受とは、分かち合う行為でもあるので、同じ気を返してもらうよう願うのも理にかなっている。さらに、この視覚化の練習の一部として、自分の気が第2チャクラを離れ、相手の第2チャクラとつながるところを思い描くように指示した。このチャクラが、他者との関係における自分の意識を方向づけるからである。

離れている人に対して、自分からの祝福の入った象徴的なパンを送るのもいい。癒しの意識を向けるべき、ネガティブな関係をもつ相手に対して、いちばん頻繁に送ってもいいし、おそらくそうすべきだろう。同じ祝福をもらうことを求めるとき、これまでそこに注いできた悪いエネルギーが、癒されて自分の気系のところに戻ってくるのを思い浮かべる。これから会う予定になっている人（すでに知っている人でも）に対しても、その出会いを霊的なエネルギーで包む道として、聖体拝受の祝福を送ることもできる。

ワークショップでは、この聖典を授かるということの象徴的な意味は、「人生で出会う人は、一人ひとりがある霊的な目的をもって自分のもとに送られてきている（そして自分も同様に他の人のところに送られている）というふうにみるよう、誓いを立てていることだ」と説明した。そして、本当にこの誓いの範囲内で生きるかどうかを決心するのに、じっくり考える時間をとってほしいといった。聖典を授かる時間がくると、全員がこれに参加した。そして、ここでも、儀式のあとで、自分の気持ちを語り合ってもらった。

ある男性は、以前は上司との関係が悩みだった、という手紙をくれた。職場の実権を握ろうとつねに競い合い、よくできた仕事の手柄も奪い合いになった。ワークショップで彼は、この上司を、霊的な意味での仲間として思い描き、象徴的なパンのひと切れを渡した。その後、この儀式が上司に対してどれだけ影響を与えたか不明だが、自分についていえば、上司のそばにいたときに感じていた緊張感がかなり解けたという。長期的には、上司との関係も当然変わっていくだろうが、自分のストレスのレベルは、以前ほどひどくなることはけっしてないと彼は確信したのである。

ある女性は、家族の一人ひとりに、この聖体拝受の聖典をあげることに意識を集中し、自分の愛と強さを分かち合うようにしたと語ってくれた。聖典を使ったこのエネルギーのやりとりでは、家族に対して神が特別の祝福を与えてくれているような感じがしたということだった。

聖体拝受を行ったとき、神が直接それを自分に与えてくれているところを思い描き、これから毎日それを実践していくつもりだと言った男性のこともとくに印象に残っている。この聖典を授かることが、これまでのさまざまな霊の道の実践の何よりも、神に近づいたように感じさせてくれたという。

聖体拝受の儀式

いいエネルギーを分かち合いたい相手、あるいはこれまで何か悪い関係に陥った人たちの名前を紙に書く。身の安全を祈りたい人たちを入れたいということもあるだろう。自分の意図を示す祈りの言葉を言おう。「祭壇にこの名を捧げ、この人のために○○をお願いします」。この儀式をひとりでしていたとしても、パンをちぎる動作をしてもよい。いいエネルギーを分かち合いたいという気持ちを象徴する行いとして、人々に神の恩寵《おんちょう》を送るひとつの手段として使うのだ。あるいは、こう言ってもいい。「いまここに送る神の恩寵に、この関係を癒し、育んでもらいたい。この聖典にその力が宿るよう、心より祈りを捧げる」。終わりに、パンをすこしいただき、感謝の祈りを捧げて、聖体拝受の儀式を終える。

第3チャクラ——堅信

堅信は、自分の行動にすべて責任をもち、ある一定の倫理規範のなかで生きることを象徴する儀式であり、世界に共通してみられるものだ。

今日の社会には、どうも尊厳の危機があるようだ。私たちは、自分自身の、そして互いの尊厳を守る力を失ってしまっている。政治、学界、ビジネスなどの公の場、それに芸術の分野でさえも、虚言や欺瞞《ぎまん》がまかり通っている。結果として、子どもたちは、尊厳を守るとはどういうことかを学べる、模範となる人がほとんどいない状態にある。一人前の人間になったことを広く宣する儀式がまったく欠如していることも、今日の若者たちの状況をさらに困難なものにするばかりだ。

堅信を象徴的にみると、自尊の念と、個人としての尊厳の真の意味を見つけるとともに、人生の難関を耐え抜き、自分自身に課す一定の規範にしたがって生きる力を見いだしていく旅を表している。尊厳は癒しには欠かせない。おそらく私たちが思っているよりも、それはずっと重要だろう。尊厳とは、正直であることだ。まず何よりも、何かを手に入れる目的で自分の尊厳の境界線を越えて妥協はしないと自分に約束することなのである。その本質からみて、この規範のなかには、約束を守ること、嘘をつかないこと、そして自分の行動に責任をもち、きちんと説明できることなどが含まれる。この聖典の象徴的な力と、内的な力と自尊の念をもつことを象徴する第3チャクラとの組み合わせも、やはり霊的な力の結合となる。

生まれつき自尊の念があり、自分に自信のある人に、私はいまだかつてお目にかかったことがない。この力は自分で手に入れなければならないものなのだ。健全な自尊の気持ちがないと、何か悪いことを言われたときに、心に傷を受けやすくなるし、他人の意志の力に操られることになる。自分で決断を下す力がなくなり、いつも自信がない状態となってしまう。それだけではなく、自尊の念は、直観力の根本だ。直観力は、菜食をしたり、緊張をほぐしてくれる音楽を聴きながら、一日五キロ歩いたからといって得られるものではないのだ。自分を尊重すること、そして自分の思考や感情にきちんと反応する勇気をもつことから生まれるものなのである。

問題は、なぜか多くの人たちが、直観を未来を見通せる力だと思い込んでいることだ。直観力を発達させ、それにしたがって人生を変えることができれば、安定した生活とロマンチックな恋を手に入れられると思ってしまうのである。だが、直観とは、これから先にあることが見える力なのではなく、心の動揺や、身体に起きる障害は、現在の自分の状況を変える必要があると告げる信号である、と認識できる力なのだ。たとえば、いまの仕事をやめ、何か別のことに向かう時期が来ている、というようなことである。私たちが探し求めている扉は、まずそれを開ける最初のステップを自分がとらないかぎり、開いてはくれないのだ。

自尊の念は、本を読んだり講演を聴いたりして得られるものだとは思わない。内的な力を得ることも同様だ。この部分に関しては、成長のなかで、自分自身を頼ることを学ぶためにリスクを冒してみることが要求されるのだ。リスクを冒すことだけが、腹に力をためることを可能にしてくれる。直観へ、そして勇気へと導いてくれる力だ。そして、勇気こそが、人生で前に進んでいけという導きの信号に気づくために必要なエネルギーなのである。このような信号に耳を傾けずにいると、力を失い、自尊の念を失い、そしていずれは健康をも失うことになる。

洋の東西を問わず、神秘主義の教えは、私たちが自分を尊重するなら、個人としての尊厳が目の輝きとなって表れてくると教えている。自分を尊重していると人に言ってまわることはないのだ。それはあなたの存在全体から醸し出されてくるものなのである。困難に耐えうる力とは、霊的な尊厳ということであり、他者から自分に流れ込んでくる敬意の気を受け取るのを可能にしてくれるものなのである。何かを約束し、それを守ること。他者に対してだけではなく、自分自身に対してもそうすることは、この気の延長でしかないのだ。

ワークショップでは、この聖典を授かる準備として、参加者に自分の尊厳の規範を書いてもらった。これは自分だけで行う行為であり、けっして人に話してはならないものだ。そして、堅信の聖典を授かるにあたり、神は内面の強さを尊重するという信念にもとづき、規範を守り、尊厳をもち、耐え忍ぶことを辞さない人生を送る決意をしっかりと心に刻むのだ。

この儀式のあと、ひとりの女性がやってきて、これまでの人生では、尊厳など無視して生きることで多くを手に入れてきたので、尊厳ということが怖くてしかたがなかったと打ち明けてくれた。盗みをしたわけではないが、人を操り、話を誇張し、嘘をついてきたという。彼女は、この聖典を授かるのは、これまでとまったく異なる行動基準で生きていくことを意味していたので、大変な勇気が必要だったと言った。それでも彼女は、やってみようという気になっていた。

ある女性からもらった手紙に私は最も心を動かされた。彼女は、いろいろな病気を抱え、最近も子宮摘出手術を受けていた。洗礼、聖体拝受の聖典のときは、とくに何も感じなかったが、堅信の意味を聞いたときには、思わず姿勢を正して耳を澄ませたという。彼女は、これまでも尊厳ある生き方をしてきたが、自分自身に関しては別だった。自分自身への約束を守らなかったことがよくあったのに気づいたのだ。とくに、自分の身体のために生き方を変えるという約束を守れなかったことが多かった。また、きちんと学校を出て、平和部隊にでも入ろうと自分に約束もしていた。このようなことができずに終わると、時期が熟していなかったとか、いまの状態は変えられないと自分に嘘をついていたのだった。堅信の聖典を授かったその日から、彼女は決心したことはすべて実行すると自分に約束した。冗談半分だったが、この約束から逃れる道は、自分に語りかけるときに「約束する」と言わないことだけです、と彼女は書いているのだった。

堅信の儀式

日記を用意し、そこにまずあなたの個人としての尊厳の規範を書きとめる。こうすれば、実際の規範を具象化し、誓いの力をもつ、自分との正式な契約という雰囲気を与えることができる。そして、日記のほうは、自分の行動や、人生の危機について書きとめ、対処していく手段として使えるよう、ひとつの習慣として続ける。まずは、自分の尊厳を捨てて妥協してしまう可能性のある問題、あるいはすでにそうしてしまった出来事について書きとめよう。そして、そこにこう書く。「この問題については、導きが必要」。そうしたら、この聖なる日記を閉じて、祭壇に置こう。導きは必ずやってくると考えること。夢を通じてかもしれないし、日常の会話かもしれない。あるいは、適切な本を手にとることもある。とにかく、それは必ずあなたの人生にやってくるのを知っておくこと。

第4チャクラ――婚姻

婚姻の聖典のもつ文字どおりの意味は、誰でも知っている。二人が交わす結婚の誓いである。しかし、象徴的なレベルでは、結婚ならば相手に対して行う、愛を伴う決意の表明を、自分に向けて行うのである。健康なときも病気のときも、自分の霊が身体を離れる日まで、自分を愛し、尊重し、敬意を払うのを学ぶことは、この聖典の焦点をまったく違ったものにする。誰でも耳にしたことがあるように、自分を愛することができなければ、健全で、互いに支え合っていく関係を他の人間と築くことはできないのだ。

自分自身を愛することを学ぶなかで、ほとんどの場合、人はナルシシズムの過程を体験する。社会のきまりや規範から自分を解放する段階だ。しかし、自己愛というものを、反発や、物質的な耽溺《たんでき》を通して定義することでは満足できなくなるときがいずれやってくる。そして、ほとんど当然の成り行きとして、自分をあるがままに愛し、受けいれはじめ、自分が愛というものをどう理解しているか、他者をどれだけ愛せるのかに直面するようになるのだ。そうすると、自分を大切にするということは、利己的な行為ではなく、必要な霊的課題なのだと信じられるだけの強さを、細胞の中に育むことができる。

自分を愛するということは、心の中からくるメッセージに耳を傾けることを意味している。物理的なレベルで私たちを導いてくれる第3チャクラの直観とは異なり、心からやってくる導きは、自分が「心を込めて」できることだけをすることの重要性を語っている。心の気の支えがなければ、私たちは内面に対立を抱え、内なる望みの声を沈黙させようとしつづけることになってしまうのだ。

心にしたがうということは、自分をいちばん満たしてくれる道を歩むよう導いてくれる。が、心の声は、不安を呼ぶものでもある。私たちが頭で下した、合理的で快適な選択を脅かすことが多いからだ。たとえば、ワークショップに参加した女性の多くは、自分の結婚のパートナーの選択は、あらがうことができないほど気持ちがひかれたり、肉体的な魅力を感じたりというよりも、その人が提供してくれる生活の安定のためだったと打ち明けた。そして、愛の感情が霧消してしまってからもずっとその相手と一緒にいるという判断も、やはり生活の安定の心配からだった。同じように、結婚生活を続けているのは、子どもに対して感じる責任感からだと打ち明けた男性も何人かいた。

いうまでもなく、このようなきわめてむずかしい状況の中で、「心にしたがう」かどうかを決断するのは、人生で最も苦しい選択のひとつであろう。だが、真に霊的な観点、つまり、深い思索の場所からみれば、そのような状況にとどまることは、まわりに愛を与えることにはならず、逆に、悲しい、むなしさに満ちた心のエネルギーを発してしまうと気づくかもしれない。もしそうならば、その人は、はたしてそこを去るべきかどうかという決断に直面する。

自己愛の欠如は、感情面での調和がない状態を生む。自分との調和がとれていなければ、内面の静けさを手に入れることはなかなかできないだろう。心の言っていることに気づくために、何か特別なレッスンが必要な人はいない。だが、どんな場合であろうと、心の奥底にある気持ちというものは、人生を変えることを余儀なくしていく。このため、心にしたがっていく勇気をどうすればもつことができるのかについては、何らかの導きが必要である。しかし、心の導きに耳を傾けなかったときの結果を考えてみてほしい。うつ状態、混乱、そして真の自分の道を進まずに、それを遠くから眺めているような、たまらない気持ち……。

罪悪感も、自分を愛する気持ちを学ぶのを困難にすることがある。自分を頼っている人を差し置いて、自分自身のことを考えようとすると、人は罪の意識を覚えるからだ。もうこれまでのようにあなたのことを第一に考えるわけにはいかない、と言われて気分のいい人はいないだろうから、いったん決めたら、この新しく選んだ方針をしっかり守る強さをもたなくてはならない。だが、東洋、西洋どちらの教えでも、自己愛は、実はまわりの人間にも恵みをもたらすものであるとされている。無条件の愛は、純粋な癒しの力をもたらし、自分だけではなく、他者にもはたらきかけるものだ。許すこともたやすくなる。厳しいやりとりがあると生じがちな心の傷も、もはやあなたを落ち込ませることはなくなるのだ。どれほど困難な関係であっても、慈しみの心をもってその人を見つめることができるようになる。自分を大切にする気持ちは、内面の静けさというすばらしい状態をまわりに伝えてくれる。これこそが第4チャクラの教えであり、婚姻の象徴的な意味合いとぴったりと合うものである。

この聖典を、自分を尊重すべしという、第4チャクラの教えと融合させることにより、私たちは内面にある情熱を目覚めさせることができる。人と肉体的にひとつになりたいと求める情熱ではなく、自分の才能を解き放ち、異なった人生を歩んでみたいという情熱だ。この情熱があれば、自分の真実を受けいれて、いまの生き方では不幸なのかもしれないということに気づく。頭のつくり出すごまかしでお茶をにごして、この情熱を沈黙させることはできない。情熱は、論理や秩序を嫌い、危険と隣り合わせになることを好むからだ。人生への情熱をもつことこそ、自由になる、自己愛をもつということの本当の意味なのである。

ワークショップの参加者にとって、この婚姻の聖典を授かるというのは、自分の心に耳を傾け、内なる情熱に目覚めると約束することを表していた。まるで魔法のように聞こえるが、いったん内なる情熱のエネルギーが内面で生き生きと動きはじめたならば、あなたにはそれにしたがって行動を起こす準備がなければならない。情熱を心に招き入れておいて、上品な客のようにおとなしく振る舞うというのは無理である。情熱は、これまでの自分では想像すらおぼつかなかったような部分をみせてくれる。そして、いったん新しい自分の可能性を想像しはじめると、そういう人間になりたいという欲求を抑えることはできなくなる。

他の聖典と同じく、ワークショップの参加者にも、自分の心の声を「愛し、尊重し、敬意を払い」、その声にしたがって生きることを誓ってもいいという気持ちがあるかどうかを事前にたずねた。この聖典を授かるのは、神なる存在に対し、自分の人生に関与して、生き方について新しい指示を与えてくれるよう求めることと同じなのである。

婚姻の聖典は、ワークショップのなかでいちばん楽しかった。家に帰り、「再婚した」と配偶者に伝えたときの反応について、たくさんのジョークが飛び交った。この陽気な雰囲気のなかで、みんなが自分を解放できたことを祝福しているのが私には見えた。もちろん、家に戻れば、ここで感じていた気持ちの高揚感は消えてしまうのかもしれないが、たとえその場だけだったにせよ、あの晩は全員が最高の気分を味わっていた。

「自分を愛するなんて、思っただけでうれしくなります」とある女性は言った。「家で仕事をすることが多いのですが、プライベートな時間にも、よくファックスがきていました。そんなとき、今度は、『ファックスはついていません。新婚旅行中です』と返信することにしました」

「自己愛は、まるで新しい風のようです」と、もう七十代半ばにさしかかろうかという女性が述べた。「何もかも置いてきてしまっていいという許可をもらったような気持ちです。もう神と私だけなんだ、ってね」

ある男性は、自分を愛することを学ぶには、なかなか複雑なものがあると述べた。彼は、牧師としてまわりの人の世話をする職責にあり、自己愛は自分の足場を失う原因になると恐れていた。これまで学んできた教えも、自己愛とは正反対の方向に向けられていたからである。何かヒントになる考えはないかとたずねられたので、私は、宗教を変えたらどうかと冗談まじりに言ってみた。まじめな話として、このような意識の変化は、誰にとっても困難なものだが、自分の教会に来る人たちに、ここで得たものを伝え、分かち合うことができれば、楽なのではないか、と言った。そうすれば、この聖典にしたがって生きる決心をすることで、自分も成長していけるからだ。

婚姻の儀式

伝統的な意味での婚姻は、ふたりの人間が、愛し合い、残りの人生をともに過ごすことを誓う儀式だ。ひとりの個人がこの聖典を授かるときは、その意味を象徴的なレベルにまでもっていかなくてはならない。ちょうど結婚記念日を祝うように、誓いを新たに繰り返すこともできる。

この聖典だけは、事前の準備が必要だ。自分の衣服、あるいはアクセサリーのなかから、とくにひかれるもの、愛と美を象徴し、人生のすばらしさ、自分のすばらしさを思い出させてくれる何かを選ぶ。新たに何か買い求めてもよい。きれいな生花や、自分を尊重するという意味で、手本となる人からもらった贈り物でもかまわない。とにかく、その選んだ物は、この生において、あるがままの姿の自分を受けいれ、感謝し、大切にするとともに、愛し、尊重していくという誓いを象徴するものとなる。祭壇に置いて、自分がもともとすばらしい人間であると思い出させる役割を与えるという意図を、何らかのかたちで明言する。

自分をなぐさめる必要があると感じたら、祭壇に行き、その物とつながりをもとう。他の人だけではなく、あなたは自分自身にも親友でいてあげなければならないのを思い出すこと。婚姻の聖典の儀式は、これだけでいい。自分を大切にするのは、優先させるべきことがらのひとつであるのを思い出すのが、まず何よりも第一の目的だからだ。

第5チャクラ——懺悔

婚姻と同様に、懺悔《ざんげ》もすべての文化に共通しているものだ。人の霊は過ちや心の重荷を背負ったままで生きていくことができず、崩壊してしまうということは、世界中どこでも認識されているからだ。私たちは、内面にある闇(やみ)を手放さねばならない。さもないと、自分の心理や感情に巣食う悪魔にのみ込まれ、相手が誰であろうと、不正直で腐敗した恐ろしい人間であり、悪い結果へと導く行動をとるにちがいないと思い込んでしまう。このような悪魔が力をもつと、強迫観念の気で満たされてしまい、他者を完全に信頼することができなくなるのだ。

今日、代替治療を行う多くの人が、「自分の霊を身体に呼び戻す」必要性を口にし、この概念があたかも新しいものであるかのごとく語っている。だが、この概念で目新しいのは、使われている言葉だけである。もちろん、その言葉は大いに役立っている。懺悔の聖典には、他者の前で謙虚な自分をさらし、するべきでなかったことをしたと認めるよりも、ずっと大きな意味があるからだ。

懺悔には、高潔な意志の力が要求される。自分自身の影の部分に直面して、それを正していく準備ができていることを意味しているからだ。また、正義を自分の人生へと招き入れる行為でもあり、実際に正義が行われる体験をする必要はないかもしれないが、それでも、瞬間瞬間に行う選択が、すべてある結果をもたらすのだと認識していなければならない。

自分の気のことを意識するようになるにしたがって、悪い方向に向かう行為の結果として身体から気が離れようとしていると、それがすぐわかるようになる。ただちに内面のある部分にスイッチが入り、自分は本当にそんな行動をとりたいのかどうかをたずねてくるからだ。その瞬間に、自分の気を取り戻すこともできる。が、もしそれをしないでいると、身体のほうから、自分が肉体的な存在の部分を弱めたことを知らせる信号を送ってくる。これは、身体全体を走る罪悪感のように感じられることもあるし、太陽神経叢《そう》（第3チャクラ）がピリピリするような感じ、あるいは、そのような行為を正し、気を取り戻してこないかぎり、心の安らぎを与えてくれない良心の呵責《かしゃく》としてやってくる。このような反応は、どれも、自分の霊の気を誤用し、悪い方向へと向かわせてしまったことを示している。

自分の下す判断について全般的に意識を研ぎ澄まし、賢い選択の重要性を認識することは、第5チャクラのもつ意味の核心でもあり、この気のもつ霊的な治癒力の可能性をかなり高めるはたらきをする。懺悔の聖典を授かったあとに感じる安らぎは、自分が闇から自由になったという感覚であり、自分の霊が、あるべき家に戻ってきたという信号だ。

当然のことかもしれないが、ワークショップでは、誰ひとりとして、この聖典を授かるかどうか迷う人はいなかった。懺悔について、みんなで話し合い、分かち合うのはけっしてやさしいことではないが、このときまでには、きわめて強い絆ができていたため、プライバシーに固執する必要はないということになった。また、自分の気が身体に戻ってきたときの内面の感じ方を互いに探りたいという希望も出た。「自分をからかっているのではないことを祈ります」。終わったあとで、ひとりの女性はこう言った。「でも、聖典の前より本当に身体が軽くなったような気がするのです」。そして冗談まじりに、「これを新しいダイエットにしようかな」などと言う。

ある男性は、懺悔のあとで、雷にでも打たれたかのように、身体全体がエネルギーで震えたという。「この聖典を授かりながら、私は人に二度と嘘をつかないようにと祈りました。これまでそうしてきたのは恥ずかしいことですが、事実、自分は許されているような気がするのです」

「自分の霊が自分の身体にないことは、子どものころからずっとわかっていました」。ある女性はこう述べた。「大人になってからは、もっとよくわかりました。子どものころに性的ないたずらをされたのを思い出すことができたからです。以来、私は、それをした彼らをとにかく憎みつづけてきました。自分が苦しんだのと同じように、彼らも苦しむように祈りもしました。でも、この聖典の最中に、私は彼らに対して、もうあなたたちは私の霊をコントロールしたりしないというメッセージを送りました。私自身が自分の霊を司《つかさど》る、って。そうしながら自分の霊を呼び戻しました。子ども時代の記憶をやっと手放すことができるんだ、という気持ちがするので、うまくいくといいなと思っています」

懺悔の儀式

何かを燃やしてしまえば、内面でそれが痛みを伴って燃えさかることはない。必要なだけ時間をとり（たとえば、週に一回、日曜日に）、一枚の紙に、自分が下した選択のなかで、悪い方向に向かい、気の流出という代償を払うことになったものを書きとめてみる。自分の人生、あるいは人の人生も豊かにしてくれないような選択のことだ。次に、その紙をボウルに入れ、祭壇の上で燃やす。煙が天に昇っていくのを見ながら、そのような選択を繰り返すことがない、高い意識をもつように自分の祈りを捧げる。紙を燃やすかわりにろうそくに火をともしてもいいが、悪い選択が消え去っていき、無駄にされた気が自分に戻ってくるところを思い描くこと。

第6チャクラ――聖職叙任

聖典のなかで、象徴的なレベルで理解するのがおそらくいちばんむずかしいのが聖職叙《じょ》任《にん》かもしれない。ワークショップの参加者にも説明したことだが、自分のよい面をじっくりみることに私たちは慣れていない。人生で大事なことは何かを、大きさと、どれだけ有名かという基準で判断する。このような考え方の支配力を打ち破るのは至難の業だ。知的レベルでは聖職叙任の象徴的意味合いを理解できても、心にまでそれが浸透し、人を動かす情熱を生むまでにはなかなか至らない。

自分自身の聖職叙任への道は、ひとりの人間としての霊的な成長の道である。しかし、慈しみの心、愛、そして慈善の意味については、いつまでも学習するばかりで、現実には何も実践しない、ということがある。この前の聖典は、なぜ霊的な成長を優先させなければならないのか、理解に導いてくれるが、聖職叙任は、神なる存在に対して、成熟したひとりの人間として心を開き、そのエネルギーを他の人たちにもたらす媒介として自分を使ってもらうことを象徴している。

聖職叙任のもともとの意味は、私たちの霊の強さを通してごく自然に生まれてくる、他者に対する愛と奉仕の行為を指している。しかし、そのような行為の動機が、実は内面の弱さにあり、自分を認めてもらいたいという気持ちや、欲求を満たすというかたちで表れてしまうと、それは汚されていることになり、道を外れる誘惑のひとつとなる。人は他人から助けてもらっていると容易に信じ込んでしまうものであり、わらにもすがりたい気持ちであればなおさらのことだ。破廉恥な神父やグル、霊の道のカウンセラーなどが、弟子たちにいとも簡単につけ込めるのはこのためなのである。

ワークショップで、この聖典には、ひとつの矛盾が隠されていることを私は指摘した。まず、個人としての自分を忘れるようなかたちで愛を体現し、他者に奉仕する必要性が強調されている。つまり、内面でかなりの力をもつ自分の資質を、一〇〇パーセント意識する必要はないということだ。私たちの内にそれをみるのはまわりの人たちの役目であり、彼らがそれを認めること自体が、実は聖職叙任の聖典を執り行うことにもなっているのである。だが同時に、自分が内面に宝をもっていることに気づいていなくてはならない。そうなると、読者はこうたずねるだろう。どうすれば、意識し、しかも同時に意識しないでいられるのか、と。

自分のもつ宝を意識しないということは、それをみないということではない。それは、自我をしっかり見張るということであり、清らかな自我を保つということだ。世界の中に生きながら、その世界に取り込まれることがないという状態を可能にする自我である。世界にあふれる豊饒《ほうじょう》を分かち合うことは自由だが、天から与えられた才を用いて、その豊饒を意のままに操ろうとしてはならないのだ。深く愛されることは、もちろんかまわないが、人への愛し方が、相手を弱くしてしまうようなものであってはならないのである。

このような生き方を支えるのが、第6チャクラのエネルギーであり、それは、賢い判断と、慈しみというものの本当の意味を表している。矛盾するようだが、賢い判断とは、他者に対する審判を下さずに、その人が、なぜ悪い方向に向かい、毒を発するようになったのかを、慈しみの心をもって理解しようとすることなのである。叡智《えいち》を用いることは、それだけで大きな癒しの力をもつが、それは、恥をかかせたり、批判したりすることなしに、導きを提示するからなのだ。

聖職叙任の聖典の本質にあるエネルギーと、人生にある幻像から自由になることを象徴する第6チャクラを組み合わせると、他者に対してできる最大の貢献とは、ほとんどの場合、物質的な姿ではまったく見られないことに気づく。愛、思いやり、慈しみの心、歓喜、希望、勇気、審判を下さないこと――他にもどれだけ多くあることだろう。人間の霊がもつ、このようなすばらしい資質は、私たちの誰もが育むことができるものであり、育んでいく旅の道程で人生にもたらす癒しの気は、私たち自身の霊をも癒してくれるのだ。

聖職叙任は、まわりの人が、あなたの内面にみる資質にもとづいていることから、ワークショップの参加者には、内面に育ってほしいと自分がひかれるような資質を選ぶように指示した。この聖典を授かるにあたり、そのような資質を、霊の道の修練とし、育んでいく誓いを立てるのだ。自分が人とどう交わるかをとくに注意深く見つめていく。審判を下しているか。相手に自分をすごいと思わせようとしているのか。自分のことを認めてもらおうとしているのか。他者に対する奉仕をするとき、真の動機となっているのはいったい何なのか。

このような問いには、一夜にして答えが出るわけではない。このため、他のどの聖典よりも内面を見つめる作業を必要とした。この聖典だけは、実は全員が受けたわけではない。内面に葛藤《かっとう》が起きているのがわかったので、儀式が終了したあと、私たちは、受けた人だけではなく、遠慮した人たちの話も聞きたいと思った。参加しなかった人たちは、全員が同じことを言った。これには相当の犠牲を払う覚悟がいる。自分のどこかでその準備ができていない、ということだ。とても正直なひとりの女性は、人にそれほど奉仕したくないのは、助けの手を差し伸べるよりも、助けてもらっていたほうが心地よいからかもしれないと語ってくれた。別の女性は、こう言った。「私が受けなかったのは、このワークで生じる変化に対する準備はできていないと思ったからです。自分の人生を手放し、意識して神の手にゆだねることはまだ無理です。この聖典は、そういう意味であるように思えました。人生をどうにかするような力は、自分にあるのではないと頭ではわかっていても、やはりその幻想の中にまだ生きていく必要があるような気がするのです」

だが、聖典を授かった人たちに、神との親密な一体感を得られたという気持ちがあったのは明らかだった。それがどんなことであろうと、彼らは神が求めるようなかたちでの奉仕をすることをはっきりと意識して誓ったのだ。何よりも大切なのは、たとえそれが物質的な意味では立派な姿をしていなかったとしても、自分の人生の道に対し、取るに足らないものという審判を下さないという誓いを立てたことだ。この誓いのもつ力はきわめて強く、スザンヌが額に油をつけて行うこの儀式で、誓いの言葉を、涙なしに繰り返せた人はほとんどいなかったほどだ。ひとり、またひとりと、神に対する恐れもなく、ただ信頼だけをもってひざまずく彼らに、目に見えない神の恩寵の力が流れ込んでいるのは明らかだった。スザンヌにも私にも、それがはっきりとわかった。

ある男性は、のちに手紙をくれて、自分にとっては、聖職叙任がいちばん強力だったと書いてきた。「この聖典は、生き方の枠組み、そして人生で大切なものは何かということについて、ひとつの焦点を与えてくれました。大切なのは、自分のまわりを固めるものなのではなく、内面にある資質なのだ、ということを信じていたいのです。この考え方は、私に大きな満足感を与えてくれました」

ワークショップ当時、乳ガンを患っていた女性は、しばらくして、こう書いてきてくれた。「この病気の試練を通して、私が意識を集中すべき資質は、内面の強さだと決心しました。自分が治癒するかどうかを思いあぐねるのではなく、とにかく結果がどうあろうと、自分は強さと信じる心をもって立ち向かっていくのだという信念をよりどころとしていく決意をしたのです。驚いたことに、腫瘍《しゅよう》を除去する手術を受けたあと、病院のベッドで目が覚めたとき、自分の身体からガンがすべて除去されていること、さらにそれだけではなく、これから長い間生きていくのだ、ということが私にははっきりとわかったのです」

聖職叙任の儀式

この儀式は、それが何であろうと、毎日の仕事、あるいは自分に任されたり、自分からすすんで引き受けた特定の仕事に対して行うことができる。仕事を叙任することによって、芸術作品をつくることでも、病人の便器をきれいにすることでも、あるいは日常の雑用でも、会社を切り盛りすることであっても、それが神聖なる仕事であることを意識しているのである。どんな作業であろうと、それを叙任し、神聖なものにすることができる。聖職叙任のもともとの意味、つまり、自分はその仕事をするためにそこにある、ということを表すようにすればよいのだ。

この聖典でも、クリスタルを入れたり、アロマテラピーの精油を入れるなど、神父や牧師が聖水を清めるように、何か自分なりの特別な方法で気を入れ込んだ水を用意するといいだろう。仕事の名前を紙に書き、それを祭壇の上に置く。あるいは、自分の机、仕事に使う道具、コンピュータ、あるいは、自分が叙任されたことを、尊厳あるかたちで行いたいという願いを象徴する何かを清めるのもいいだろう。お清めをしている間、その作業を神聖なるものにするという意図を、しっかりともつこと。

第7チャクラ——終油

終油の聖典、あるいは臨終の儀式は、伝統的には、これから死を迎える準備をする人に授けられるものだ。その意味とは、病気の人が、物質、感情の両方の意味で、人生の所有物を手放すのを受けいれる、ということにある。

終油は、通常一度だけ執り行われるものだが、象徴的な視点からみると、自分の思考や気持ちの中では、一日一度は行ってもよいだろう。自分たちが抱える不要な荷物を手放したいという望みを象徴するからである。人生の中ですでに死んでしまっているものをすべて手放すこと、そして自分のもとを去った何かをわざわざ生かしておくために、自分の生命力を使わないと選択することを象徴しているのだ。この聖典は、他のどれよりも、いまという瞬間に生きることのできる規律を提供してくれる。

過去を「死んだもの」と考えるのには、最初は抵抗があるかもしれないが、それでも、この言葉が、私たちが「きのう」と呼ぶ場所を正確に記述していることだけは確かである。過去に自分の生命力を吹き込んで生かしておくというのは、わざわざ霊廟《れいびょう》に住むようなものである。中は寒くて暗く、死者は語りかけてきてはくれないのだ。

私たちは、まるで生きているかのように、過去を内面に抱えていくようにはなっていない。過ぎたことは過ぎたことであり、昔の出来事や人間関係に自分のエネルギーをつぎ込むのは、死体に生命を吹き込んでよみがえらせようとするようなものだ。そのような行いは、身体と霊の両方に大きな代償を払わせることになる。ワークショップでは、終油の象徴的意味合いについて、自分の気のうちにもはや抱えておきたくないことを、しっかりと意識して手放す手段、というふうに説明した。内に抱える悪いものを手放すための懺悔の聖典とは異なり、終油は、人生のある段階が過ぎ去っていったことを認めるためのものだ。若さの終わり、結婚の終焉《しゅうえん》、ひとつの関係の完結、退職生活へ入ること、かつて住んだ家を離れること……これらはすべて、変化を続けていく人生のさまざまな段階であり、もはや今日の自分の一部ではなくなっていくものだ。

人はいろいろなかたちで、ひとつの段階にしがみつこうとする。顔や身体から何年もの月日を取り除こうとする外科手術さえも、その一例といえる。かつての自分であろうとすること、かつてもっていたものをふたたびもとうとすることが、はたして自分の健康を増してくれるのか、それとも危険にさらすのか、私たちは自問する必要がある。答えは火を見るよりも明らかであり、私の口から言うまでもないことだろう。過去のお荷物は、私たちの細胞を生かしてくれることはけっしてない。そんなことがいったいどうしてできるというのか。人生を生きていくためのエネルギーは限られており、それをいまよりも過去を生きるために使うことは、気の借金を抱える原因となる。この借金を払うための原資は、最終的には私たちの細胞にあるエネルギーから来るのであり、身体を、病気が発生するのを許してしまうような、弱い状態にする。

終油の本質にある気と、永遠、そして神なる存在とのつながりを表す第7チャクラの気を組み合わせることで、過去のすばらしい面は、すべて私たちの内面で、そしてまわりに息づいており、死を迎えたものは、死んでいるべきだという真理をたたえることができる。月日の流れを恐れ、それに抵抗しつづけていたのでは、私たちが不滅であることを確かめさせてくれる、神の恩寵をしっかりと感じとることはできない。これは、人間の創造した矛盾であり、私たちに力を与えるために天が考え出したものではないのである。

この聖典を通しての、神なる存在の永遠の力とのつながりには、これまでの自分すべて、いまの自分すべて、そしてこれからなるべき自分すべてが含まれているのだ。このつながりとは、私たちの生命の力に終わりはなく、どんな障害も必ず乗り越えることができるという約束でもある。神なる存在の本質をさらに深く理解することを通して、「きのう」を手放すことができれば、この物質界で起きたすべてを超越する道が開けてくるのだ。その道程で、私たちは、物質レベルでの出来事はただの幻にすぎず、人生でそれが物理的にどういうかたちで現れるかということには意味がない、という真理をつかもうとするのである。

癒しは、私たちに「いま、ここに生きる」ように教えるひとつの道と考えることができる。聖書自体には、過去を手放し、いまという瞬間に生きようとすることについて多く語られている。東洋でも、物質界は単なる幻にすぎず、いまという瞬間に生きることが大切なのだと教えている。

ワークショップでは、終油の儀式に参加するかどうかを考えあぐねた人はほとんどいなかった。もはや自分では抱えていきたくないものをすべて手放すことの象徴だからである。

「もうずいぶん長い間、手放したいものがたくさんありました」。ひとりの女性は言った。

「でも、いつも罪の意識があったのです。でも、いまはそれが神の考えだと思えて、とてもいい気分です」

ある男性はこう語った。「これまでは、自分の業績が自分の尊厳だと思ってきました。

いまは、それがいかにバカバカしいことかに気づきました。その部分を何とか手放せるよう努力していきます」

ワークショップのあとで、別の女性から手紙をもらったが、彼女はこう書いてきた。

「親から相続していた子ども時代の家を売りたいと、ずっと私は思ってきました。これしか財産はないから、しっかり管理してほしいといわれたので、気持ちのうえでも、経済的にも重荷だったのに、ずっともちつづけていました。でも、いまお知らせできます。その家を売りに出しました、って」

終油の儀式

まず最初に自問してみよう。どれくらいの気が自分から流出しているか？ 毎日の生活で、死したるものを自分はどれくらい抱えて生きているだろうか。一枚の紙に、自分が抱えて生きている過去の重荷を何でも書き出してみよう。素焼きか耐熱ガラスの鉢にその紙を入れ、マッチで火をつける。火が燃えるのを見ながら、その出来事に自分をつないできた絆が消滅し、自分の気が戻ってくるところを思い描く。あるいは、その出来事を象徴する小さな物（たとえば自動車事故なら、小さなオモチャの車でもいいだろう）を見つけ、用意した聖水で清める。祈りを捧げ、祈りの中で、その物が象徴する出来事から自分の気を切り離してやる。たとえば、こんな簡単な言葉でもよい。「もうこれが私の人生にあってほしくありません」

気が戻ってくるのを感じとったら、短い感謝の祈りをする。

エピローグ――白雪姫と七つのチャクラ

ここ数年の間、カール・ユングとジョセフ・キャンベルの後を継ぐようなかたちで、誰でも知っている神話や童話の再解釈を教えてくれるすばらしい人たちが出てきている（とくに、クラリサ・ピンコーラ・エステスなど）。その著作にはいつも感心していたが、自分でそのテクニックを応用するとは思わなかった。しかし、ある日、テレビでディズニー版の『白雪姫と七人の小人』を見ていたときのことである。どちらかというと、ふつうディズニーは象徴的レベルの真理の伝え役とはとても言いがたいので、この考えが浮かんできたのはまったく予想もしていないときのことだった。もちろんこれは、原典の童話がいかに強い力をもっているかを語ってもいる。実は、この童話は、癒《いや》しと霊的な目覚めに関する究極的な物語でもあるのだ。

女王が鏡の前に立っている。鏡とは、元型《アーキタイプ》でいえば自分自身の象徴だ。ディズニー版では、なぜかこの鏡のまわりの飾りには占星学の一二宮があった。女王がたずねる。「鏡よ鏡、この世でいちばん美しいのはいったい誰?」。鏡は、「白雪姫」と答える。

白雪姫というのは、もしかすると女王の高次の自己の象徴であり、女王のほうは、物質崇拝と支配欲にとらわれた自我の象徴なのではないだろうか。女王が本当に言おうとしていたのは、自分では無視していたいことに気づかせられるので、高次の自己は抹殺せねばならない、ということなのだ。高次の自己なる存在は、つまるところ城の床を掃除している人間にすぎないではないか。この城の床とは、自己全体を象徴し、白雪姫は、真の神秘家のごとく、すべてに神を見て、最も凡庸な作業にさえ、安らぎと満足感を感じているのである。

女王は、白雪姫を殺し、その心臓を持ってくるよう猟師に命ずる。心臓とは、まさに、高次の自己と低次の自己とを統合する中心チャクラなのだ。感情に身体の部分を対応させるのは、何か新しい概念のように思ってしまうかもしれないが、体内の臓器である心臓が、神話でも、一般世間の話し言葉においても、真理や愛、つまり第4チャクラを構成する要素と関連づけられてきたのは、けっして偶然のことではない。

白雪姫を殺すかわりに、もちろん猟師は彼女を森に逃がし、かわりに豚を殺して、その心臓を女王に持ち帰る。そして、白雪姫にとって、魂の闇夜《やみよ》が始まる。まわりの目におののきながら、森の一夜を過ごす。しかし、夜が明けるとともに、その目とは、自分を守っていた動物たちのものであったことに気づく。闇夜を終えた彼女は旅に出て、萱葺《かやぶ》きの小屋へと続く橋のところに出る。そして、橋を渡り（まさしく霊的な変容の古典的な象徴だ）、新しい自己を表す家に足を踏み入れる。ただちに掃除を始め、自分の考えにしたがって、そこにあるすべてを整理する。彼女の低次の自己である女王は征服されたのだ。

山師である七人の小人たちが登場すると、白雪姫は、家に入る前に、まず身体を洗わせる。つまり、彼女は自分の七つのチャクラを発見し、ただちにその浄化を始めるのだ。インドのクンダリーニ・ヨガの達人は、まずチャクラを清め、浄化する。背骨の基底の部分に巻かれた形で横たわる聖なる生命力が、そこを上昇し、頭頂のチャクラに抜けていけるようにするためだ。この浄化は、祈りや瞑想《めいそう》を通じて徐々に行うこともできるし、あるいは、場合によっては、一瞬のうちに、ごく自然に起きることもある。いずれにせよ、それは、魂が開く予兆である。

さて、城のほうでは、女王が自分の高次の自己はまだ生きていることを発見する。毒入りのリンゴを用意する。むろんリンゴは、聖書の創世記に、はっきりとその名前こそ出てこないものの、善悪の知識を象徴する禁じられた果実である。女王はそれを白雪姫に与え、食べた姫は深い眠りに落ちる。眠りながら、彼女は、元型の深淵《しんえん》の世界へと降りていく。この元型的な眠りから目覚めるためには、彼女は自分の女性性と男性性（アニマ、アニムス）、王子と姫、つまり、自分の魂にある男の部分と女の部分とを融合させなければならない。その融合から、自己という存在全体が、そして高い意識をもった自己理解と癒しがよみがえってくるのだ。

私たちの一人ひとりがもつ目標も、白雪姫とほとんど同じである。自我が高次の自己と闘おうとするのをやめさせ、自分の本質の内にあるさまざまな要素をひとつにして、自分の人生を自分で生きるよう、目を覚ますのだ。この旅の困難な部分、つまり、暗い夜をさまよい歩き、自分の気の中心点を清め、自分の精神の深淵へと降りていくこと……それはすべて、癒しという課題の鍵《かぎ》を握っている。言うまでもないことだが、癒しにまつわる危機が、すべて童話のように「めでたしめでたし」で終わるとは限らない。しかし、いかに取るに足らないもののように思えたとしても、あらゆる努力は、必ずあなたを霊的、肉体的な健康に向かって一歩近づけていることを忘れてはならない。

訳者あとがき

もうほとんどなつかしい響きさえあるY2Kの到来が、とくにこれといった終末的混乱ももたらさずに過ぎ去り、二十一世紀を迎えて、使い古された感のある言葉ではあるが、「水瓶座《アクエリアス》の時代」へと入ろうとしているいま、人類はいったいどこへ行こうとしているのだろうか。圧倒されるような深刻な問題の数々と、おもに経済的な見通しだけに支えられた恐ろしいほど楽観的な見通しが交錯するなか、この問いへの答えはますます闇《やみ》の中へと遠ざかっている、というのが大方の感触ではないだろうか。

少なくとも、私たちの生きる時代の閉塞《へいそく》感は、解放に向かうどころか、ますますその度合いを増しているということはいえるだろう。ちょうど翻訳作業を終えようとしていたころに、政治的指導者の選択をめぐって太平洋の東西で前後して起きた異常な状況も、言い知れぬ焦燥感をもたらしたという意味で酷似している。それにしても、このような状況をみるにつけ、いったい人類は本当に「よい方向に」進化しているのか、という気持ちにさせられてしまう。

八方塞《ふさ》がりにさえ思えるこの状況下で、キャロライン・メイス博士が、前著『7つのチャクラ』(拙訳、サンマーク出版)に続き、治癒という観点から私たちのおかれた状況についての論を説き起こしたこの本は、きわめて多くの示唆に富んでおり、意識の進化がこれから向かうべき方向にわずかながらも光を当ててくれているといっても過言ではないだろう。読者をぐんぐん引き込む語り口とともに、癒《いや》しと霊の進化の関連性を明快に解説する手法、そして個としての人間の癒しの過程と、人類全体の種としての進化を重ね合わせてみせる比喩《ひゆ》は、前著に劣らず見事なものだ。そして、何が癒しを妨げるのかを明快に示すとともに、「自分の現実は自分でつくり出している」というような単純な概念で、ものごとを安易に図式化しがちな見方にも警鐘を発し、それをさらに深いレベルに掘り下げて行う解説は、読んでいてなるほどとうなずかせる。

さらに、著者の提示した、星座の影響力を切り口に二つの千年紀という長いスパンで人類全体の集合意識の進化をとらえる観点は、とても斬新であり、先の見えない現代においても、過去を新しい見方でとらえることで、将来の展望を開いてくれているような気がする。日常意識の時間の枠組みでみると、びっくりするほど遅く思える意識の進化も、千年紀単位の種の進化でみると、なるほど歩むべき道を、歩むべき速度で行っているのかもしれない、とさえ思わせてくれる。

カオス、フラクタル理論によれば、超ミクロも超マクロも同じ展開をみせる。つまり、著者がたどった人類の全体意識の進化は、私たち一人ひとりの魂の進化、成長にもあてはまるとともに、その「中間の」レベルである、いまの日本が直面している状況もまったく同じということになる。翻訳作業をすすめながら、まわりで起きている出来事を本の内容に重ね合わせ、日本人の精神の深層に深い足跡を残した社会的な出来事のもつ、進化の枠組みからみた意味を幾度も考えざるをえなかった。

個としての人間が、集団、個人、象徴意識という道程をたどるのが霊の進化であるとするなら、日本にとっては、これまできわめて強力で、文化の核そのものをなしてきた同族意識から、いかにして個人意識へ、そして象徴意識へと成長することができるかというのが命題となる。このような魂の成長していくべき道筋を、はたして私たちが次代の人間に例示できているのかを考えると、はなはだ心もとない気がする。よき消費者、よき歯車となる方法は示しても、この混沌《こんとん》の中で自分の存在理由をみつけ、成長していくということは、まったく教えられていないどころか、いまの教育のなかでは話題にすらのぼらないことが多いのではないだろうか。青少年が関係する大きな出来事について知るにつけ、この精神的・霊的なサポートの欠如のことにどうしても思いを馳《は》せてしまうのは訳者ひとりではないと思う。

この本からすこし話題がそれてしまったが、二十一世紀を迎える私たちは、やはり何よりも、本書の提示するような新しい概念モデルを必要とする。メイス博士が試みているような、さまざまな教えや伝統の叡智《えいち》を融合させて、いわば「人類意識」の道筋を示すモデルを構築していくことは、人類全体の進化にとって不可欠だ。そのような努力がさまざまなかたちで行われているという事実は、私たちに希望をもたらしてくれる。そして、心を動かし、インスピレーションを与え、前に進んでいく力を与えてくれるのは、まさにこの希望のエネルギーなのではないだろうか。

以前、博士にお会いしたとき、次にとりあげたいテーマは、本書でもすこしふれている「元型《アーキタイプ》」であると語っておられた。一人ひとりには、自分の進化の道に助けとなってくれる一二の元型があるという話を聞き、いたく興味をそそられた覚えがある。自分の元型は何なのかはついに聞きそびれてしまったが、このテーマの探求を含め、彼女のこれからの活躍も楽しみにしたい。

終わりに、いろいろな事情から大幅に遅れることとなってしまった訳出作業に辛抱強くおつきあいくださったサンマーク出版編集部の青木由美子さんに感謝したい。新しい時代をともに迎える家族、そして大きな意味での家族たちにも、感謝の祈りを贈ろう。

川瀬　勝

WHY PEOPLE DON'T HEAL
AND HOW THEY CAN
by Caroline Myss

Originally published by Harmony Books a division of Crown Publishers,Inc, New York.
Japanese translation rights arranged with Harmony Books, a division of Random House, Inc.
through Japan UNI Agency,Inc.,Tokyo.

単行本　二〇〇一年一月　サンマーク出版刊

キャロライン・メイス
国際的な直観医療の第一人者。神学博士。著者『7つのチャクラ』『チャクラで生きる』『第8のチャクラ』『思いやりのチャクラ』（いずれもサンマーク出版）は、ニューヨーク・タイムズのベストセラーリストにランクインし、日本でも大きな話題を呼んだ。世界各地で講演を行い、ワークショップを主宰し、自らのテレビ番組をもつなど精力的に活動している。イリノイ州シカゴ在住。
http://www.myss.com

川瀬　勝（かわせ・まさる）
ハワイ大学卒業。慶應義塾大学大学院でアメリカ政治、文化を専攻したのち、慶應女子高校講師、国会議員秘書を経て独立。各界要人の通訳を務める。訳書に『アトランティスの遺産』『ラムサ――真・聖なる予言』（角川春樹事務所）、『ホログラフィック・ユニヴァース』（春秋社）、『心の扉を開く』（日本教文社、共著）、『希望の血』（講談社）など。現在はモンタレー交際大学院客員教授、通訳、ビジネス・コンサルタント、ヒプノセラピスト。

サンマーク文庫
チャクラで生きる
二〇〇九年二月十日　初版印刷
二〇〇九年二月二十五日　初版発行
著者　キャロライン・メイス
訳者　川瀬　勝
発行人　植木宣隆
発行所　株式会社　サンマーク出版
東京都新宿区高田馬場二―一六―一一
（電）〇三―五二七二―三一六六
印刷　共同印刷株式会社
製本　株式会社若林製本工場

ISBN978-4-7631-8470-2　C0130
ホームページ　http://www.sunmark.co.jp
携帯サイト　http://www.sunmark.jp